VBN Verlag Lübeck

D1700144

Peter-Hansen Volkmann

Arzt – Naturheilverfahren – Allgemein- und Sportmedizin
wurde 1947 im friesischen Jever geboren. Er entstammt einer alten bäuerlichen Heiler-Familie, die seit Jahrhunderten als sogenannte Knochenbrecher – das waren die Vorväter der Osteopathie – segensreich in Ostfriesland, im Jeverland und darüber hinaus gewirkt haben.

Seit 1989 ist er als Naturheilkundearzt mit Schwerpunkt Applied Kinesiology (AK) und der von ihm entwickelten hypoallergenen orthomolekularen Therapie (hoT) als Fortentwicklung der Orthomolekularen Medizin (OM) in Lübeck niedergelassen.

In den 1990er-Jahren führten seine wissenschaftlichen Arbeiten zur Gründung des VBN-Verlages Lübeck sowie 1998 zur Gründung der hypo-A GmbH in Lübeck mit dem Ziel der Herstellung besonders reiner, hypoallergener Orthomolekularia. – Beide Gründungen hatten das Ziel, klare, unverfälschte Informationen über die zentrale Stellung des Mikrobioms und der Interaktionen der Bakterienflora im Körper zu verbreiten. Angestrebt wurde und wird vom Arzt Volkmann, chronisch kranke Menschen und umweltgeschädigte Multiallergiker ganzheitlich erfolgreich zu heilen – auch mit Homöopathie!

Darm gesund – Mensch gesund! Ganz einfach!

Wieder fit durch gesunde Ernährung

Das Gesundheitsbuch

Peter-Hansen Volkmann
Arzt

VBN Verlag Lübeck

Bibliografische Information Der Deutschen Nationalbibliothek
Die Deutsche Nationalbibliothek verzeichnet diese Publikation in der
Deutschen Nationalbibliografie; detaillierte bibliografische Daten sind im
Internet über <http://dnb.d-nb.de> abrufbar.
Hinweis: Das Lesen dieses Buches kann keine persönliche medizinische Beratung und Behandlung ersetzen. Weder Autor noch Verlag können für Risiken und Schäden haften, die aus den im Buch gemachten Hinweisen entstehen.

© VBN-Verlag, Lübeck
1. Auflage 2017
Lektorat: Dr. rer. nat. Inge Ziegler, Grasbrunn
Umschlag: Christine Magiera, AltaMediNet GmbH
Titelfoto: André Ganzer, Lübeck
ISBN: 978-3-9818737-3-3

Kronberg, im April 1998

Mit Genuss und großem Gewinn habe ich das vorliegende Büchlein von Herrn Kollegen P.-H. Volkmann über die hypoallergene orthomolekulare Therapie gelesen. Ich habe daraus vieles für meine tägliche Praxis gelernt …

… Deshalb ist meine Freude besonders groß, dass es nun endlich auch auf dem deutschen Markt Reinsubstanzen in farbstofffreien Verkapselungen als hypoallergene orthomolekulare Nahrungsergänzungen gibt.

Ich wünsche diesem Patienten-Ratgeber eine große Verbreitung und allen Betroffenen viel Erfolg auf ihrem Wege zur Sicherung einer besseren Lebensqualität. Dabei wird die hypoallergene orthomolekulare Therapie – hoT – stets Ihr zuverlässiger Wegbegleiter sein.

Dr. Monika von Hahn †

Ärztin für Naturheilverfahren Mitglied des Vorstandes der Internationalen Gesellschaft der F. X. Mayr-Ärzte – ehemalige Chefärztin LANSERHOF

»Was Peter-Hansen Volkmann über das Ökosystem Mensch schreibt, sollte Allgemeinwissen werden und so auch in den Biologie-Unterricht der Schulen einfließen: Die junge Generation wird in Zukunft immer gesundheitsbewusster leben müssen, wenn sie die vielfachen, sich immer noch steigernden Umwelt- und Klimabelastungen gesund durchstehen will.

… Es scheint dem Fachmann wie dem Laien verwunderlich, warum es so oft die gleichen Substanzen sind, die bei den verschiedensten Krankheiten wirken – und dies nicht nur vorbeugend, sondern auch heilend.

… Dass die sich aus dieser Erkenntnis ergebende therapeutische Wirkung keine Illusion ist, beweisen die Erfolge bei einer erstaunlichen Vielzahl von Indikationen …«

Dr. med. Jochen Gleditsch
Baierbrunn, März 2009

Für Irmtraut, die Seele unseres Hauses,
und unsere Kinder
Wiebke
Aiko
Claas-Edzard

Inhaltsverzeichnis

18

Zu diesem Buch
(Geleitwort von Prof. Bosch)

Dass wir den menschlichen Körper als Ökosystem begreifen müssen, und dass wir komplexe Erkrankungen ganzheitlich betrachten müssen, hat Peter-Hansen Volkmann schon vor Jahren in seinem Buch »Ökosystem Mensch« deutlich gemacht. Damals – und das war neu – wackelte das Tabu, dass komplexe, meist chronische Erkrankungen nur mit dem Blick und den Werkzeugen des Spezialisten in den Griff zu bekommen sind.

Peter-Hansen Volkmann legt nun ein neues Buch vor. Dabei geht es ihm darum, klar zu machen, wie wichtig die Ernährung und der Darm für die Gesundheit des Menschen sind. Der Autor will aufklären, weil er weiß, dass der Darm ein zentrales Organ für unser Wohlbefinden ist. Und dass komplexe Erkrankungen von der Wirbelsäule bis zu den Zähnen nur mit einem ganzheitlichen Ansatz in den Griff zu bekommen sind. Dabei erkennt der Autor sehr genau auch die Grenzen der Möglichkeiten, weil in vielen Fällen noch ein mechanistisches Grundverständnis zu den Wechselwirkungen zwischen Ernährung, Mikroben, Darm und Gesundheit fehlt.

Heute sehen auch die modernen Lebenswissenschaften den Menschen als Ökosystem und Lebensgemeinschaft an. Jeder Organismus erzählt damit nicht nur von sich selbst, sondern auch von dem Milieu, mit dem er ursprünglich verbunden war und möglicherweise noch ist; und von anderen Organismen, mit denen er vielleicht schon seit Millionen von Jahren eng zusammenlebt. Jedes Gewebe spricht über vielfältige Interaktionen und Kommunikationswege mit der Nachbarschaft. Jede Zelle erzählt nicht nur von den Zufällen ihrer Bestimmung, sondern auch von ihrem Standort und den Wegweisern, die sie bereits passiert hat. Und jedes Gen weist auf die komplexen Netzwerke hin, in die es eingebunden ist. Wird diese höchst komplex aufgebaute und nach strengen Regeln funktionierende Gemeinschaft gestört, so kommt es zu komplexen und chronischen Erkrankungen.

Peter-Hansen Volkmann will mit seinem Buch auch verhindern, dass der einmal gestellten – und nicht selten verschönten – Diagnose auch noch die falsche Therapie folgt, weil man die komplexen Zusammenhänge und die zentrale Rolle des Darms nicht sieht und – möglicherweise – auf die falschen Ratgeber hört. Mit Peter-Hansen Volkmanns neuem Buch liegt nun ein ganzheitlicher Einblick in jenes immer noch weitgehend unbekannte Organ Darm vor. Dank dieses Blickes ist das vorliegende Buch für alle, die sich für die Zusammenhänge zwischen Ernährung, Darm und Gesundheit interessieren, ein wichtiger und guter Ratgeber.

Thomas C. G. Bosch, Prof. Dr. Dr. h. c.

Sprecher des Forschungsschwerpunktes »Kiel Life Sciences« an der Universität Kiel und Leiter des Sonderforschungsbereiches 1182 der Deutschen Forschungsgemeinschaft »Ursprung und Funktion von Metaorganismen«.

Einleitung

In diesem Buch finden Gesunde wie Betroffene, aber auch Ärzte, Zahnärzte und Psychotherapeuten sowie Heilpraktiker, Hebammen und Physiotherapeuten eine Fülle von Informationen über Krankheitsursachen und die nebenwirkungsarme, naturheilkundliche Behandlung akuter und chronischer Erkrankungen.

Die von mir entwickelte hypoallergene[1] orthomolekulare[2] Therapie (hoT) mit besonders reinen Vitaminen, Mineralien, Spurenelementen und Omega-Fettsäuren ist als biologische Aufwertung einer gesunden, ökologisch angebauten Nahrung in meiner Praxis stets der erste Behandlungsschritt.

Weiterhin ist eine gezielte Pflege unserer lebenswichtigen Mitbewohner (Mikrobiom[3]), wie z.B. unserer Darmbakterien, unverzichtbar für eine erfolgreiche Therapie – insbesondere bei chronischen Krankheiten. Entsprechend ist die orthomolekulare Darmsanierung (ODS) ohne Diät zur Pflege des Magen-Darm-Mikrobioms neben der Basis-hoT die Grundlage all meiner Behandlungsstrategien. Dadurch wirken andere Therapieverfahren wie Phytotherapie, Homöopathie, Osteopathie, Akupunktur, Neuraltherapie usw. wesentlich effektiver.

Das Ziel aller in diesem Buch vorgestellten Verhaltens- und Behandlungsmaßnahmen ist die Wiederherstellung der Gesundheit und, wo immer möglich, die Heilung – auch wenn das nicht in allen Fällen gelingen kann.

»Heilung einer chronisch kranken Schulter mit eindeutigen Knochen-Gelenk-Veränderungen im Röntgenbild ohne Operation? Davon sprechen nur Scharlatane!«, meinte kürzlich ein bekannter Schulterspezialist der Universität Frankfurt zu einem mit ihm befreundeten 65-Jährigen, der zur Operation anstand.

Diese »Wunderheilung« mit der hoT erfolgte bei unserem ersten Praxistermin innerhalb von nur 90 Minuten. Im oralen Test, d.h. bei Gabe verschiedener Vitamin-Spurenelemente-Kombinationen in den Mund, waren die Schmerzen komplett ver-

schwunden. Die seit etwa zehn Jahren bestehende Bewegungsein-
schränkung auf maximal 40 Grad seitliche Abspreizung »wegen
arthrotischer Randzackenbildung am Schultergelenk mit opera-
tionspflichtigem Engpasssyndrom unter der Schulterhöhe« (sog.
Impingement-Syndrom) war spontan vollständig aufgehoben.
Schon im Sprechzimmer übte der total überraschte DAX-Vor-
stand Tennisaufschläge – zehnmal hintereinander und völlig ohne
Schmerzen bei freier Beweglichkeit und voller Kraft im Rücken,
Oberarm und Schultergelenk!

»Vor 10 Jahren musste ich wegen der Schulter das Tennis-
spielen aufgeben. Vor etwa sechs Jahren wegen meines Rückens
das Golfen. Und jetzt sind meine Schulter und meine Rücken
völlig schmerzfrei voll beweglich! Das kann doch gar nicht sein!
Mit welchen Tricks erreichen Sie das?«– »Völlig ohne Tricks mit
einem logischen, synergistischen Behandlungskonzept! Durch
meine umfassende Behandlung mit oraler Schmerzlöschung, ma-
nueller Therapie bzw. osteopathischen Techniken an Hand- und
Fußgelenken sowie an der Schädelbasis und mit der Potenzierten
Eigenblutbehandlung mit Komplex-Homöopathika an Akupunkturpunkte werden die meisten Schmerzpatienten in ca. 30
bis 45 Minuten komplett schmerzfrei. Selbst bei Fibromyalgie!«

Wie ist das so schnell möglich?

Schmerz und Allergie sind nach meinen Erfahrungen der
Schrei des Körpers nach Orthomolekularia – nach den richtigen
Teilchen. Das sind je nach Muskel und Gelenk z.B. frische Luft,
sauberes Wasser, B-Vitamine, Calcium oder die Antioxidantien
Vitamin A, D, E und K.

Das glauben Sie nicht?

Schon Matthias Claudius brachte auf den Punkt, was wir heute
als dritte Strophe von »Der Mond ist aufgegangen« kennen:

»Seht Ihr den Mond dort stehen?
Er ist nur halb zu sehen
und ist doch rund und schön.
So geht es manchen Sachen,
die wir getrost verlachen,
weil unsere Augen sie nicht sehn!«

»Sie sehen nur, was Sie kennen!«, mahnte uns analog unser alter Anatomielehrer Prof. Dr. Helmut Leonhardt in Kiel, wenn er uns einmal mehr an einem lange bekannten histologischen Präparat ausbildete – und wir die bisher mehrfach gesehenen, aber noch nicht von ihm besprochenen Strukturen einfach nicht wahrgenommen hatten. Nach seinem gezielten Hinweis sprangen die oft gesehenen farbigen Strukturen förmlich ins Auge – unübersehbar!

Genauso wie dem Halbmond vor dem Auge des unkundigen Betrachters ergeht es vielen Zusammenhängen bei akuten und chronischen Krankheitsprozessen in der Schulmedizin. Solange Sie und Ihre Therapeuten Ihre persönlichen Ursachen nicht entdeckt und geklärt haben, so lange tappen Sie im Dunkeln mit Ihren wechselnden Schmerzen, Darmstörungen, Migräne, Rheuma usw. Dann wird eine körperliche Erkrankung leicht zur »Psychosomatose« oder Sie mutieren zum »Depressiven mit somatisiertem Schmerzsyndrom«.

Ein anderer kluger Professor in Kiel schloss seine klinischen Demonstrationen interessanter Krankheitsfälle gern mit dem Hinweis: »Merken Sie sich eines für Ihr Arzt-Sein: Häufiges ist häufig – und Seltenes ist selten!«

Übertragen wir die obigen Hinweise auf die hier vorgestellten Ernährungs- und Therapieansätze, wird verständlich, warum ich Ihnen bei den unterschiedlichsten Erkrankungen immer wieder scheinbar die gleichen oder ähnliche Lösungswege vorstelle. – Und warum diese oft so einfach erscheinenden Therapien so effektiv sein können. – Und warum sie nicht von »allen Ärzten« angewandt werden, wenn sie doch so einfach sind – denn so einfach kann es doch gar nicht sein!

Um denen, die eher Studien vertrauen, den Einstieg in unsere Denkweise zu erleichtern, habe ich im wissenschaftlichen Teil eine Kurzfassung einer Studie aus der Zahnmedizin zur Parodontitis und Periimplantitis, die ich den Herren Dres. med. dent. H.-P. und R. Olbertz aus Troisdorf verdanke, sowie die Göttinger Studie mit Prof. Gerald Hüther zur Darmsanierung eingefügt.

Zurück zu »Häufiges ist häufig«: Häufige Krankheitsursachen sind heute die Fehlernährung mit vielen E-Stoffen, mit Süßigkeiten, Chips, Fast Food usw. Ein Zwischenergebnis ist der bei den meisten Mitmenschen chronisch gestörte Darm mit seinen unterschiedlichsten Wechselwirkungen.

In der folgenden Übersicht sehen Sie den ganzen Menschen aus unterschiedlichen Perspektiven. In späteren Abschnitten stelle ich Ihnen die Verdauung und die Verknüpfung zu unseren Organsystemen vor. Bei den folgenden Bildern sollten Sie sich zunächst nur auf die für Sie und Ihre Therapeuten sicherlich neue Zuordnung von Muskeln über Meridiane zu inneren Organen konzentrieren. Dieses Wissen – und die Erkenntnis, dass fast alles, was uns freut oder ärgert, aus unserem Darm kommt, ist der erste Schritt zur ganzheitlichen Sicht der Gesundheit.

Über diese Verbindungen können Störungen an Organen zu Beschwerden in den unterschiedlichen Bereichen des Bewegungsapparates führen. Die hypoallergene orthomolekulare Therapie (hoT) zeigt Wege auf, mit denen diese Erkrankungen ursächlich behandelt werden können.

Deutlich seltener sind Gendefekte die Auslöser für Krankheiten, auch wenn diese Art der Krankheitserklärung heute modern erscheinen mag. Dazu muss man wissen, dass ein »Gendefekt« an sich nicht unbedingt eine Bedeutung haben muss. Oft führt erst das Verhalten des Patienten zu Beschwerden und macht so die genetische Störung sichtbar. War ein Kind schon im Mutterleib stark orthomolekular unterversorgt, kann ein Gendefekt das ganze Leben überschatten – solange man der modernen Wissenschaft mehr traut als der Selbstregulation eines Körpers, der gesund er-

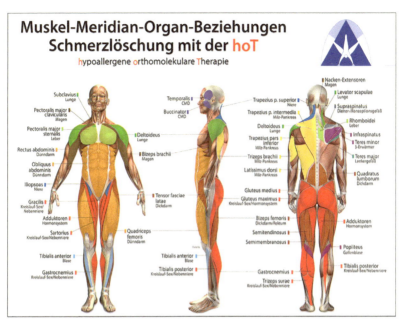

Abb. 1: Verbindung von Muskeln, Meridianen und Organen
(Bildquelle: hoT-Arbeitsbogen Schmerzlöschung, VBN-Verlag)

nährt und gut bis optimal orthomolekular versorgt wird. Unter
einer solchen guten Versorgung sind in bestimmten Fällen sogar
»Heilungen« von Gendefekten möglich, wie bei Glasknochen-
krankheit, beim Morbus Bechterew oder z. B. bei der Hashimoto-
Schilddrüsenerkrankung als Autoimmundefekt.

»Du bist, was Du isst!« wissen wir seit Hippokrates. Oder wie
heißt es auch so schön seit dem Mittelalter bei uns?

Gesunder Darm macht Doktor arm!

Eine amerikanische Ärztin empfiehlt ihren Patienten, nichts zu
essen oder zu trinken, was mehr als fünf Inhaltsstoffe enthält, bzw.
wo im Kleingedruckten Inhaltsstoffe deklariert sind, die sie nicht

aussprechen und verstehen können. So einfach kann Ihr erster Schritt zu mehr Gesundheit sein!

» Auch eine Tausendmeilenreise beginnt mit dem ersten Schritt! «
Chinesisches Sprichwort

Wenn sie sich auf gesunde, frische, biologische Frischkost mit einer biologischen Aufwertung durch die hoT umstellen, können sogar chronisch Kranke, die vor einer Operation von Knie oder Wirbelsäule stehen, innerhalb von Wochen oder wenigen Monaten völlig beschwerdefrei oder gesund werden – ohne OP. Das gilt für Neugeborene mit Neurodermitis ebenso wie für alte Menschen mit einer Polyneuropathie, die ich in 30 Jahren Praxis bisher in 100 % meiner Patientenfälle selbst bei skeptischen Medizinern heilen konnte!

Sicherlich verbringen auch Sie Ihre Freizeit lieber im Garten, bei einem guten Buch oder beim Sport statt in Wartezimmern von Kliniken und Praxen.

Ein Umdenken weg von der Kassen-Verantwortung für Ihre private Gesundheit hin zu Ihrem persönlichen Gesundheitsmanagement wird belohnt durch neue Aktivität, Attraktivität und Lebensfreude!

Wunder stehen nicht im Widerspruch zur Natur,
sondern nur zu dem, was wir von der Natur verstehen!
Kirchenvater Augustinus um 450 n. Chr.

Peter-Hansen Volkmann
Lübeck, im Juli 2017

Gesundheitsrisiken – nicht nur im Haushalt

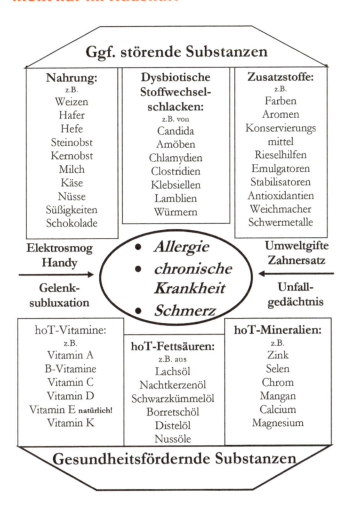

Ggf. störende Substanzen

Nahrung:
z.B.
Weizen
Hafer
Hefe
Steinobst
Kernobst
Milch
Käse
Nüsse
Süßigkeiten
Schokolade

Dysbiotische Stoffwechsel-schlacken:
z.B. von
Candida
Amöben
Chlamydien
Clostridien
Klebsiellen
Lamblien
Würmern

Zusatzstoffe:
z.B.
Farben
Aromen
Konservierungs mittel
Rieselhilfen
Emulgatoren
Stabilisatoren
Antioxidantien
Weichmacher
Schwermetalle

Elektrosmog
Handy

Gelenk-subluxation

- *Allergie*
- *chronische Krankheit*
- *Schmerz*

Umweltgifte
Zahnersatz

Unfall-gedächtnis

hoT-Vitamine:
z.B.
Vitamin A
B-Vitamine
Vitamin C
Vitamin D
Vitamin E natürlich!
Vitamin K

hoT-Fettsäuren:
z.B. aus
Lachsöl
Nachtkerzenöl
Schwarzkümmelöl
Borretschöl
Distelöl
Nussöle

hoT-Mineralien:
z.B.
Zink
Selen
Chrom
Mangan
Calcium
Magnesium

Gesundheitsfördernde Substanzen

Abb. 2: Dieses Schema zeigt Ihnen mögliche Ursachen, die zur Entstehung von chronischen Krankheiten und Schmerzen führen können.

Magen-Darm-Infekt – Was kann ich selbst tun?

Das Magen-Darm-System kann man sich hinsichtlich bestimmter therapeutischer Eingriffe wie einen langen Fluss, z. B. den Rhein, vorstellen. Wenn Ciba Geigy oder Hoechst den Rhein bei einem Chemieunfall vergiften und die Fische in bestimmten Abschnitten sterben, dann werden die Schleusen und Talsperren schnell geöffnet, um die Gifte zu verdünnen und ihre Schädlichkeit zu mindern. Irgendwann fließt das verdünnte Gift dann bei Rotterdam in die freie See.

Ganz anders verhalten sich Mediziner, wenn sie einen Patienten mit Durchfällen aufgrund einer Infektion des Darmes vor sich sitzen haben: Sie verordnen Präparate, die den Darm »beruhigen«, d. h. die rasante Ausscheidung plötzlich stoppen. – Und wer entgiftet den aufgestauten, schleimhautreizenden, hoch infektiösen Darminhalt? Richtig, die Leber und die Verteilung in alle Körpergewebe, weil ein Teil der Bakterien- oder Lebensmittelgifte resorbiert wird und durch den Kreislauf überall hin verteilt wird. Nicht zuletzt haben die Nieren dabei mehr zu entgiften, als sie gelegentlich tolerieren mögen.

Der logische Therapieansatz bei einer Magen-Darm-Infektion liegt in einer deutlich erhöhten Trinkmenge warmen Wassers, ggf. in Verbindung mit der zusätzlichen Zufuhr von Magnesium, Calcium und Kalium.

Daneben sollten zur Pflege des Darm-Mikrobioms lebensfähige Keime z. B. mit 3-SymBiose plus zugeführt werden: Nach jedem Erbrechen sowie nach jedem Durchfall zwei Kapseln 3-SymBiose plus kauen und die Flüssigkeit nach etwa zwei Minuten in kleinen Schlucken hinunterschlucken. Selbst wenn Sie sich noch einmal oder mehrfach übergeben sollten, bleiben vermehrt vermehrungsfähige, stoffwechselaktive Symbionten auf den Schleimhäuten im Mund, in der Speiseröhre sowie an der Magenwand haften, die innerhalb weniger Stunden wie die Hefe im Kuchenteig die Basis verändern: Sie säuern an, sie produzieren gegenüber krank machenden Keimen antibiotisch wirkende Stoffwechselproduk-

te und sie entgiften. Darunter glätten sich entzündete Darmschleimhäute und die betroffenen Gewebe entkrampfen sich. So
behandelt dauert ein Magen-Darm-Infekt selten länger als 8 bis
12 Stunden.

E-Stoffe – das Gift auf Ihrem Teller

Menschen sollten sich als Teil der Natur, die uns umgibt, verstehen und ihre Ernährung aus rein natürlichen Lebensmitteln zu-
sammenstellen. Wenn Sie überwiegend nur regional und saisonal,
d.h. passend zur Jahreszeit essen, was Sie als Normalbürger ohne
Hochschulstudium lesen und verstehen können, dann sind Sie im
Hinblick auf Ihre Ernährung auf der sicheren Seite.

Zusatzstoff	Mögliche Nebenwirkungen
Farbstoffe z.B. E 102, E 104, E 110, E 122, E 124, E 129	Allergie, Durchfall, hyper-kinetisches Syndrom bei Kindern, unruhige Beine – Restless legs
Konservierungsstoffe z.B. Natriumbenzoat E 211	Allergie, Durchfall, hyper-kinetisches Syndrom
Tablettierhilfsmittel Magnesiumstearat, Salze von Speisefettsäuren	Allergien, Magen-Darm-Störungen, Durchfall, Schleimhautreizungen
Antioxidantien z.B. E 310–312 Gallate	Allergische Reaktionen, Verdauungsstörungen

Tab. 1: Zusatzstoffe in Lebensmitteln mit Aussagen des Bundesamtes für Risikobewertung (BfR)

Die obige Tabelle basiert auf einer amtlichen Kurzübersicht des
Bundesamtes für Risikobewertung (2007) zur Gefährlichkeit
zugelassener Lebensmittelchemikalien in unserer, d.h. in *Ihrer*

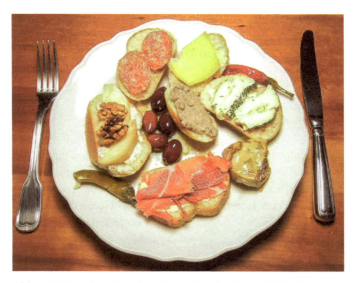

Abb. 3: Heimisches Abendmahl statt Fastfood – mit Liebe bereitet aus besten Bio-Lebensmitteln. Dazu vielleicht noch ein leckeres Emmer-Bier. Zum Wohle und guten Appetit!

Nahrung, denn meine Familie und die meisten meiner Patienten meiden all diese Substanzen konsequent!

Neben dem Störpotenzial an den Schleimhäuten des Magen-Darm-Traktes, das bis zu chronischen Durchfällen reichen kann, sind die schleimhautreizenden, allergenen Eigenschaften vieler amtlich zugelassener E-Stoffe für empfindliche Menschen besonders unangenehm.

Aber offenbar können selbst massive Nervenstörungen von diesen Substanzen verursacht werden. Restless legs (»unruhige Beine«), ADHS als hyperkinetisches Syndrom sowie mehrere Fälle von Epilepsie nach Kindergeburtstag oder Studentenfeiern veranschaulichen das auf traurige Weise in meinem Praxisalltag.

Allergiestudie Leuna-Bitterfeld 1990/1992

Die Wiedervereinigung eröffnete den Bewohnern der ehemaligen DDR neue Freiheiten und Möglichkeiten vom freien Reisen und Reden bis zur riesengroßen Auswahl an bunten und vorgefertigten Lebensmitteln. Wer wollte da noch selber Gartenbau betreiben, wo es doch im Supermarkt alles viel billiger in bunter Vielfalt gab?

In jener Endzeit der DDR fand in Leuna und Bitterfeld eine Allergiestudie statt, weil die Region die am stärksten vergiftete in ganz Europa war und man sich in Westuniversitäten hohe Allergieraten erhoffte. Aber so wie Asbest weniger Allergien, dafür aber eine besondere Form von Lungenkrebs verursacht, so verursachen Benzol, Toluol oder Cadmium eher Nerven- und Krebserkrankungen als Allergien.

Zwei Jahre nach dem enttäuschenden Ergebnis mit nur 4 % Allergiehäufigkeit bei der Bevölkerung fand eine Nachfolgestudie (Follow-up-Studie) statt. Inzwischen war »alles besser geworden«! Die Luft war deutlich sauberer, die Böden wurden zunehmend entgiftet und rekultiviert. – Und endlich hatten die Menschen all die bunten, synthetischen Möglichkeiten der Westernährung ohne Einschränkungen zwei Jahre lang genießen können. Das für die Wissenschaftler aus der Berliner Charité und aus dem Westen völlig überraschende Ergebnis: Endlich Weststandard der Allergierate: bis ca. 35 % Allergiker je nach Altersgruppe!

Nach meiner Überzeugung hat mit der gesamten Bevölkerung in der ehemaligen DDR ein klassischer Fütterungsversuch stattgefunden – mit erschreckenden Ergebnissen.

Mehrere an Epilepsie erkrankte Kinder allein in meiner Praxis waren für mich der traurige Beleg dafür, dass sensible Menschen auf diesen bunten Chemie-Nahrungsmüll sogar mit epileptischen Anfällen reagieren können. Saubere Kost in Verbindung mit einer umfassenden hoT hat bei den meisten von mir behandelten Epileptikern dauerhaft zu einem glücklichen, gesunden Leben ohne Medikamente und zu guter schulischer bzw. beruflicher Leistungsfähigkeit verholfen.

Biozide – Insektizide, Herbizide und Glyphosat in der Landwirtschaft

Ein Wort zu Spritzmitteln bzw. Bioziden: Diese werden in der konventionellen Landwirtschaft im Jahresverlauf wiederholt zur Insekten- und Unkrautbekämpfung auf Äckern oder Obstwiesen eingesetzt. Darunter fallen sowohl hormonaktive Substanzen als auch neurotoxische Chemikalien, die das Nervensystem blockieren. Sie werden in sehr hohen, fast »homöopathisch« zu nennenden Verdünnungen von z.B. 20 ml Giftlösung in 100 l Spritzwasser – d. h. als 0,02 %ige Spritzbrühe –gegen Blattläuse, Maiszünzler usw. eingesetzt.

In diesen Insekten entfalten sie ihre blockierende Wirkung im Hormonsystem, im Nervensystem oder beim Aufbau von Zellwänden.

Dabei wird völlig vergessen, dass das Genom der Blattlaus zu mehr als 80 % mit dem des Menschen identisch ist – und dass die gleichen Syntheseschritte in vielen Spezies ablaufen, wie z. B. in der Maus mit mehr als 90 %iger Genübereinstimmung zum Menschen.

Wenn man also Blattläuse mit einer hoch verdünnten, neurotoxischen, »biologischen« Substanz, beispielsweise mit einem Pyrethroid aus der Familie der Astern, umbringen kann, dann schadet das ganz sicher auch dem Menschen.

Eine besondere Qualität hat in diesem Zusammenhang das Glyphosat. Es blockiert pflanzliche Enzyme und Hormone, um zur terminierten Ernte eine gleichmäßige Reife von Getreiden zu erreichen. Zahllose Studien für und wider Glyphosat kursieren und das RKI (Robert Koch-Institut) als Bundesbehörde hält es für harmlos. Ein dänischer Bauer hat in akribischer Studienarbeit ermittelt, warum seine Sauen unfruchtbar waren bzw. warum er gehäuft Totgeburten, Fehlgeburten und Missbildungen bei seinen Ferkeln fand. In Abhängigkeit von der Glyphosat-Konzentration in seinem Sauen-Futter stieg die Missbildungsrate und die Fruchtbarkeit der Tiere sank! Im Herkunftsland von Glyphosat, genauer gesagt im Bundesstaat Kalifornien müssen Verpackungen von Glyphosat seit 07.07.2017 mit der Warnung »krebserregend« versehen werden.[4] Im Hinblick auf die Marktmacht von Monsanto können wir wohl davon ausgehen, dass es gute Gründe für diesen Schritt gibt. – Anders bei uns. Weder in der EU noch in der deutschen Politik wird wahrgenommen, dass eine hohe Anzahl von Studien zu Glyphosat auf ein erhöhtes Krebsrisiko hinweist. Diese Daten werden angesichts massiver Lobbyarbeit amerikanischer Hersteller zum Nachteil der Volksgesundheit in Europa einfach ignoriert.

Selbst wenn Menschen scheinbar viel größere Giftmengen tolerieren können, leiden die Gesundheit und das Nervensystem der Nutzer. Der rasante Anstieg der Leberwerte meiner Patienten in den letzten 40 Jahren spiegelt die zunehmende Vergiftung der Bevölkerung. Ähnliches gilt für die Zunahme von Diabetes, Allergien und chronisch entzündlichen Darmerkrankungen oder psychischen Erkrankungen bis zur Depression.

In Frankreich hat die Erkenntnis über Nervenschädigungen durch in der Landwirtschaft eingesetzte Biozide zur Anerkennung der Parkinson-Erkrankung als Berufskrankheit bei Landwirten geführt!

Ihre Stechmücken im Schlafzimmer sollten Sie also besser nicht vergiften, sondern wie in alter Zeit auf die Jagd gehen und sie umweltschonend erlegen!

Regional? – Umwelt-ökologisch heißt nicht Bio

Der moderne Mensch denkt an die Umwelt – oft mehr als an seine eigene Gesundheit!

Wer bei »seinem Bauern« oder Winzer einkauft, der zwar nicht zertifizierte Bio-Ware liefert, den man aber seit Jahren als ganz besonders nett kennt, der tut etwas für die Nachbarschaftspflege und natürlich für die Umwelt. Seine Lebensmittel haben kurze Transportwege und sind in der Regel relativ erntefrisch.

Aber wie steht es mit den großflächig eingesetzten Bioziden? Mit dem Glyphosat im Getreide seines konventionellen Bäckers[5], der auch gern beim Nachbarn einkauft? Was ist mit Milch und Fleisch der Glyphosatgefütterten Kühe? Mit dem daraus hergestellten Käse und Joghurt? Wo bleiben die Antibiotika dieser Fütterung?

Richtig! Viele dieser Substanzen sind fettlöslich und reichern sich in Fleisch, in Milch und Butter sowie im leckeren und ansonsten sehr gesunden Joghurt oder T-Bone-Steak an.

Meine Familie bevorzugt der Einfachheit halber zertifizierte Bio-Ware z. B. von Demeter, Bioland oder Naturland.

Das EU-Biosiegel ist eine wenig empfehlenswerte, schwache Zertifizierung.

Kost und Kosten – Bio ist nicht teurer!

»Biokost kaum teurer als konventionelle Ernährung!«, titelte im Oktober 2012 der Focus. Eine Erhebung zum Ernährungsverhalten in Deutschland hatte die folgenden Fakten zu Tage gefördert:

➢ Normalköstler geben im Durchschnitt aller Deutschen pro Kopf und Jahr ca. 2650,– € aus. Diese Zahl schließt Harz-IV-Empfänger ein!

➢ Bio-Käufer geben pro Kopf und Jahr mit 2750,– € ganze 100 € mehr für ihre ungleich höherwertige Ernährung aus.

Wie soll das gehen, wo Bio doch wirklich teurer ist?

Die Erklärung war einfach und logisch auch für den Focus: Bioköstler lassen alles an krank machenden Softdrinks, Schokolade, Fertiggerichten usw. gleich im Laden und halten sich dadurch gesünder, dass sie frisches Obst und Gemüse sowie gesundes Brot und Backwaren mit Appetit verzehren.

Sie kaufen meistens nur so viel ein, wie wirklich in den nächsten Tagen gegessen wird und werfen kaum Lebensmittel in den Müll.

Sie glauben gar nicht, wieviel man allein dadurch einsparen kann!

36

Und sollten Sie tatsächlich etwas mehr für Ihre Biokost ausgeben, ist das eine gute Investition in Ihre Gesundheit. Immerhin lassen sich so langfristig persönliche Leiden, Wartezeiten und Krankheitskosten einsparen.

Kost und Nahrungsmittelvernichtung

Eine Erhebung aus dem Jahre 2008/09 hat in Österreich zu einiger Aufregung in sensiblen Kreisen geführt.

Man hatte sich unter dem Eindruck stetig schneller wachsender Müllberge nach möglichen Ursachen gefragt und war dabei auf einen angesichts des Welthungers besonders erstaunlichen Aspekt gestoßen:

Die Überflussgesellschaft in Wien wünscht sich natürlich auch am Abend am liebsten noch volle Brotregale und eine Auswahl beim Bäcker und Konditor. Am nächsten Morgen mögen genau diese Herrschaften natürlich kein altbackenes Brot – nicht einmal zum halben Preis! Und alter Kuchen? »Aber geh!«

Also werden in Wien täglich ebenso viele Backwaren auf den stetig wachsenden Müllberg geworfen, wie die zweitgrößte Stadt Österreichs, nämlich Graz, täglich verzehrt.

Solange Menschen derart unsensibel mit guten Lebensmitteln umgehen, brauchen wir sicher keine Gentechnik für die Welternährung – weder in Deutschland und Europa noch weltweit!

Krank durch Rapsöl und Margarine

Zu Rapsöl gibt es interessante Studien und Meldungen aus der Umwelt, die den Gebrauch als Nahrungsmittel – auch als Öko-Rapsöl – bei näherer Betrachtung grundsätzlich verbieten.

Rapsöl war bis Anfang der 1970er-Jahre wegen der darin enthaltenen Erucasäure ein für Menschen ungenießbares technisches Öl. Erst die Hybridzüchtung des sogenannten »00«–Rapses

(Doppel-Null-Raps) war frei von Erucasäure und damit für den menschlichen Verzehr scheinbar geeignet. Das daraus hergestellte Rapsöl wurde vor allem wegen seiner »optimalen« Fettsäurezusammensetzung mit vielen Omega-3-Fettsäuren geschätzt.

Zu jener Zeit wurden in der Tierernährung der Universität Kiel verschiedene Fütterungsversuche mit dem neuen »Wunderraps« durchgeführt – mit verheerenden Ergebnissen. Bei Hähnchen, die mit steigenden Anteilen von Rapssaat an ihrem Mastfutter bis zur Schlachtreife gefüttert wurden, waren nur die mit geringem oder ohne Rapsanteil zum Zielzeitpunkt wirklich schlachtreif. Hähnchen, die ausschließlich Rapssaat bekommen hatten, waren am Ende der zwölf Wochen verhungerte, kleine Amseln. Auch jenen mit 50 bis 90 % Rapsanteil erging es nicht wesentlich besser.

Margarine ist ebenso kritisch zu sehen. Als künstlich gehärtetes Fett wird sie gegenüber guter Butter oder frischen Pflanzen- und Nussölen immer eine minderwertigere Fettressource bleiben. Selbst bei Fettstoffwechselstörungen und Arteriosklerose sind native, unbehandelte frische Öle in Verbindung mit viel Ausdauersport an der frischen Luft jeder Margarine vorzuziehen!

Kommentar eines Gastes vom 13. 07. 2017 zu meinem Vortrag auf YouTube über Silent Inflammation mit einem Hinweis auf Rapsöl[6]:

»Vielen Dank, seit 2 Monaten gibt es bei uns kein Rapsöl mehr, auch kein Biorapsöl. Jetzt kann ich beide Schultern wieder uneingeschränkt bewegen!!! Unglaublich, aber so einfach ist das wirklich gegangen. Jetzt gibt es hypo-A dazu und Biokost und ich kann das jedem nur empfehlen. Es ist nichts übertrieben. Vielen Dank Dr. Volkmann und Gott segne Sie.«

Teflonbeschichtete Pfannen – Wasserkocher

»In unbeschichteten Pfannen können nur Profis braten!« stand in unserer Lübecker Tageszeitung. Eigenartig! Danach war Ihre Oma offenbar ein Küchenprofi! Denn es ist ja noch gar nicht so lange her, dass es diese giftigen Plastiküberzüge für Pfannen und Back-bleche in Ihrer Küche gibt. Und heute kann die normale Hausfrau nur noch Essen auf den Tisch bringen, das dank beschichteter und damit ausgasender Pfannen[7] und Backbleche frisch mit einem ge-sundheitsschädlichen Chemikalien-Mix angereichert ist?

Mancher mag einwenden, dass die Stiftung Warentest in Berlin vor Jahren eine größere Zahl beschichteter Pfannen getestet und alle für gut befunden hat! Doch wurden dabei viele gesundheitli-che Gefahren vom Reizdarmsyndrom bis zur Colitis ulcerosa ein-fach ausgeblendet und konnten daher gar nicht erfasst werden. Bei meinen chronisch Kranken sehe ich die Folgen leider allzu oft – wie auch bei mir selber, wenn ich notgedrungen einmal aus-wärts essen gehe. Dann ist mein Magen nach Gebratenem häufig blockiert, der Bauch gebläht, ich stoße sauer auf und kann mich zum Schlafen nicht flach auf den Bauch legen, weil mein Magen-inhalt nach oben hinausgedrückt wird. Reflux nennt man das und behandelt wird in solchen Fällen mit Säureblockern! Der Reflux ist zwar sehr unangenehm, aber durchaus vernünftig von meinem Magen! Was krank macht, muss raus!

Das gilt natürlich auch für Ihren Tee, für den das Kochwasser in einem Plastikkocher erhitzt wurde. Plastik im Kontakt mit dem Kochwasser in irgendeiner Form – und sei es nur das Plastik-steigrohr, das außen den Füllstand anzeigt – irritiert durch Ab-gabe undefinierbarer Teilchen Ihre empfindlichen Schleimhäute in Magen und Darm!

Als einfachen Merksatz könnte man sagen:

Alles was billig, bequem und mit Kunststoff daher-kommt, das belastet oder zerstört Ihre Gesundheit!

Aluminium im Essen

Mitte der 1970er-Jahre hatte meine Frau aus Zeitmangel eine »Fischpfanne« von Iglu mitgebracht und im Backofen ¥zubereitet. Der Fisch war gut gewürzt, aber irgendetwas störte mich daran.

Wenig später bereitete sie nach einem gut klingenden Rezept zwei frische Makrelen, die wir beim Fischer direkt vom Kutter gekauft hatten, auf dem Gartengrill zu. Die Makrelen wurden gefüllt mit frischer Petersilie, mit jeweils einer Scheibe Zitrone und einer Knoblauchzehe, innen und außen gesalzen, gepfeffert und gesäuert mit frisch ausgepresstem Zitronensaft. Diese Vorbereitungen erfolgten auf Aluminiumfolie, die dann um die einzelnen Fische gewickelt oben geschlossen wurde und die anschließend auf den Grill gelegt wurden.

Als die Fische eigentlich gar waren, stiegen aus winzigen Löchern auf der Oberseite der Folien kleine Schaumblasen auf ...

Wir verzehrten die leckeren, frischen Fische mit Appetit, aber neugierig wie ich schon immer war, musste ich mir die Aluminiumfolien noch einmal genau ansehen. Dabei stellte ich kleine Löcher im Metall fest ... Löcher, die wir offenbar mit verzehrt hatten. Das war unser letztes Rezept mit Aluminiumfolie – vor gut 40 Jahren!

Ob als Verpackung (Tuben, Getränkedosen, Tetra Paks, Kaffeekapseln, Joghurtdeckel ...), als leichtes Koch- / Campinggeschirr oder als Alufolie zum Verpacken und Warmhalten: Aluminium ist beliebt und weit verbreitet.

Praktisch? Durchaus! – Aber gesund???

Schließlich wird Aluminium immer wieder in Zusammenhang gebracht mit Alzheimer, Brustkrebs und Autoimmunerkrankungen.

2014 teilte das Bundesinstitutes für Risikobewertung (BfR)[8] zu den Risiken von Aluminium mit: »Wissenschaftlich erwiesen ist, dass hohe Aluminiumdosen neurotoxische Wirkungen beim Menschen und embryotoxische Effekte in Tierstudien zeigen.«

Und wie sieht es mit unserer Aluminiumbelastung aus? Auch hierzu wird man beim BfR fündig:

2002 warnte das BfR vor zu hohen Aluminiumwerten in Laugengebäck.[9] Das Aluminium stammt aus den (schön leichten) Aluminiumblechen, die immer wieder in Natronlauge eingetaucht werden. Auf diese Weise reichern sich die Laugen, die später auf die Teiglinge gebracht werden, munter mit Aluminium an.

2014 waren es dann die Deos und anderen aluminiumhaltigen Antitranspirantien, die wegen eines möglicherweise erhöhten Brustkrebsrisikos in die Kritik gerieten. Seitdem greift mancher lieber zu aluminiumfreien Deos – futtert aber weiter Aluminium in sich hinein.

Die jüngste Mitteilung des BfR zu Aluminium stammt aus dem Mai 2017[10]: Diesmal geht es um unbeschichtete Aluminiumschalen, wie sie gern in Kindertagesstätten, Schulen, Betrieben, Seniorenheimen, Krankenhäusern usw. eingesetzt werden. Unter den dabei üblichen Bedingungen (Heißabfüllung, Schnellabkühlen, Kühllagern und Wiedererhitzen und Warmhalten) werden munter Aluminiumionen aus den Menüschalen in Lebensmittel wie Sauerkraut, verdünntes Apfelmus oder passierte Tomaten abgegeben – und dann mit verzehrt. Besonders gravierend wirkt sich anscheinend zweistündiges Warmhalten aus. Ein echtes Problem, zumal hiervon häufig auch besonders sensible Gruppen wie Kinder und ältere Menschen betroffen sind.

Dabei ist schon lange bekannt, dass viele Menschen bedenklich viel Aluminium aufnehmen. Bereits 2008 ging die Europäische Behörde für Lebensmittelsicherheit (EFSA) davon aus, dass die tolerierbare Aufnahmemenge an Aluminium bei einem Teil der Bevölkerung bereits *alleine über Lebensmittel* ausgeschöpft wurde.

Klingt nicht gerade beruhigend, oder? Wenn schon von offizieller Seite vor zu hoher Aluminiumbelastung gewarnt wird, kann die Schlussfolgerung für jeden einzelnen nur lauten: Aluminium so weit wie möglich meiden und die Belastung reduzieren. Das betrifft nicht nur Alufolie, Aluverpackungen und Alugeschirr, sondern auch Deos und anderen Kosmetika, aluminiumhaltige Lebensmittelzusätze und Aluminiumverbindungen in Arzneimitteln.

Küchenpapier als Krankmacher

Hier ein kleiner Auszug aus einem Artikel des Umweltbundesamtes als Anregung für Ihre persönlichen Gesundheits- und Umweltrecherchen:

Perfluoroktansäure (PFOA) ist ein PBT-Stoff (gesundheitsgefährdend). Die Säure kann als Verunreinigung, Rückstand oder Abbauprodukt in einer Vielzahl von Erzeugnissen vorkommen, die mit Fluorpolymeren, -elastomeren oder mit seitenkettenfluorierten Polymeren ausgerüstet sind, zum Beispiel in **Funktions- und Haushaltstextilien, beschichtetem Kochgeschirr und fettabweisendem Papier**[11].

Vinyltapeten, Weichmacher und Energiesparen

Unsere Umwelt und Atemluft ist zunehmend durch Feinstaub belastet. Reifen- und Bremsabrieb von Autos, Feinstaub von Dieselabgasen vor allem von PKW und Ölheizungen, Ausgasungen von Weichmachern aus Vinyltapeten im Wohnzimmer und weiche Kunststoffe wie Tupper sind neben Holzschutzmitteln aus Dämmstoffen oder Holzschutz-Lasuren ursächlich für Sensibilisierungen verantwortlich.

Je geringer die sogenannte Luftwechselzahl, d. h. der Austausch verbrauchter Luft gegen Frischluft in Wohn- und Arbeitsräumen ist, desto mehr steigt das Risiko für die Entwicklung von umwelttoxikologisch bedingten Erkrankungen.

»Gut gedämmte Fertighäuser mögen für die Energiebilanz gut sein. Für die Gesundheit sind sie überwiegend ein Risiko!«, sagte mir ein Umwelttoxikologe bei der Medizinischen Woche in Baden-Baden schon vor gut zehn Jahren. Das deckt sich mit meiner fast 30-jährigen Erfahrung mit Umweltpatienten und Fertighausbewohnern wie auch mit den Erfahrungen der inzwischen geschlossenen Umweltklinik in Bredstedt in Nordfriesland.

Umweltbedingte Gesundheitsprobleme? Schließt man eine

solche Spezialklinik und bremst man die Umweltmedizin in den niedergelassenen Praxen aus, dann verschwinden solche Probleme offenbar von selber.

Viele pharmazeutische Dragees, aber auch scheinbar harmlose »magensaftresistente« Kapseln aus der Apotheke enthalten Lacküberzüge mit Weichmachern aus der Gruppe der Phthalate. Carnaubawachs und Schellack als Dragees in Ihrem Darm? Das passt doch viel besser in die Lackpflege Ihres schönen Autos oder in Ihre Möbelpflege!

Phthalate als hormonaktive Nervengifte auf Kassenrezept!? Viele dieser Lacke und Weichmacher können neben Schleimhautschäden auch Nervenschäden, Hormonstörungen, Neurodermitis, Asthma, Abwehrschwäche oder ein Reizdarmsyndrom auslösen oder unterhalten.

Da wir die Weichmacher und Gase meist weder riechen noch sehen können, sind wir ihnen oft lange ungeschützt ausgeliefert, so dass diese Gifte ungestört ihr Unwesen treiben können. Dabei ist z. B. für die oben angesprochen Feinstäube, aber auch für die aktuell in Diskussion stehenden NO_2-Stickoxide der Dieselabgase das Risiko einer erhöhten Herzinfarkt- und Asthma-Erkrankungsrate wissenschaftlich gesichert! Dass dadurch Gewässer versauern und Pflanzen zu Kümmerwuchs in erhöhten NO_2-Belastungen neigen, wird offiziell gern ausgeblendet. Die umgestürzten alten Eichen bei einem Unwetter im Juni 2017 in Südoldenburg sind aber markante Zeichen, die wir nicht übersehen sollten.[12]

Fertighäuser als Krankmacher

Fertighäuser waren vor allem in der Vergangenheit ein Eldorado für jeden Umwelttoxikologen. Mit leuchtenden Augen konnte er eine breite Palette hochtoxischer Substanzen in der Atemluft der meist ahnungslosen, oft chronisch kranken Bewohner nachweisen. Die Krankheitsbilder variierten von Gangstörungen, Kribbeln in Händen und Füßen, Sehstörungen, Denkstörungen, Hautausschlägen an verschiedenen Körperpartien bis hin zu chronischen Durchfällen und Asthma, um nur einige zu nennen.

Unsere Wohnumgebung sollte möglichst aus bewährten Baustoffen und Oberflächenveredelungen bestehen, deren gesundheitliche Unbedenklichkeit seit Langem – am besten seit Jahrhunderten! – gesichert ist. Dazu gehören normale Backsteine genauso wie Raufasertapeten oder Natursteinfußböden. Je mehr Aufwand mit modernen Materialien betrieben wird, desto größer ist das Risiko, sich ungewollt gesundheitliche Belastungen einzubauen. Das gilt prinzipiell leider auch für Niedrigenergiehäuser mit Wärmerückgewinnung usw.

Praxisfall: Nervenstörungen von Gift im Fußboden?

Die ca. 30-Jährige war seit Jahren schwer krank. Verschiedene Fachärzte hatten zwar ihre Nervenleitungsstörungen nachweisen können – der gewünschte Behandlungserfolg war jedoch trotz intensiver Diagnostik und mehrfacher ambulanter und stationärer Behandlung in verschiedenen Universitätskliniken wie Basel und Freiburg ausgeblieben. Nur ihren Brustkrebs hatte man mit 27 Jahren erfolgreich operiert und bestrahlt. Antidepressiva und Epilepsiemedikamente hatten ebenso wenig gebracht wie hohe Dosen von täglich 1000 mg Cortison als Infusionstherapie über zwei Wochen! Das einzig sichtbare Ergebnis war eine Gewichtszunahme von mehr als 20 kg innerhalb der letzten Jahre.

Als sie zu mir kam, hatte sie kein Gefühl mehr in den Beinen, am ganzen Rücken und Bauch bis hoch zum Halsansatz. – Keinerlei Gefühl! Sie stand und bewegte sich mit Verlaub »wie ein Zombie«!

Nach allgemeinmedizinischer Eingangsuntersuchung und Austestung mit Applied Kinesiology (AK, angewandte Kinesiologie[13]), bei der sich massive Störungen in allen Meridianen zeigten, begann ich mit der Testung von Orthomolekularia, wobei ich der Patientin als erstes Zink in den Mund gab.

44

Um den spontanen Einfluss verschiedener Substanzen auf das Nervensystem besser beurteilen zu können, umfasste ich beide Knöchel, die ja völlig gefühllos waren, um einen Muskeltest an ihren Dickdarmmuskeln zu wiederholen. Unvermittelt schnellte die Dame in eine Sitzhaltung und befahl: »Lassen Sie sofort los! – Und jetzt fassen Sie nochmal an! – Das gibt es doch nicht! Was haben Sie mir eben in den Mund gegeben?« Etwas erstaunt erklärte ich ihr, dass sie reines Zink von mir in den Mund bekommen hätte und sie möge mich jetzt bitte erst einmal aufklären, was sie so plötzlich umtreibe. »Bitte sagen Sie nichts! Fassen Sie mich bitte überall an! Danach sage ich Ihnen, was los ist!«

Also fasste ich sie am ganzen Körper vorsichtig streichend, im Verlauf kräftiger und auch kneifend, an und prüfte so orientierend ihre Nervenleitung, die plötzlich allein durch das Zink im Mund an der gesamten Oberfläche wieder völlig normal geworden war!

Zink braucht der Mensch in mehr als 300 Enzym- und Hormonsystemen. Und wo könnte es bei einer solchen Störung besonders wichtig sein bzw. gefehlt haben? Unsere Nerven bestehen weitgehend aus Fettgewebe, die gern fettlösliche Gifte wie z. B. Aromaten, das sind chemisch Benzolverbindungen, einlagern. Und nicht nur die Leber benötigt zur Entgiftung je nach Belastung neben anderen Orthomolekularia größere Mengen Zink.

Dann kamen meine gezielten Fragen: »Wo sind Sie groß geworden?« »Bei Basel in einem kleinen Dorf.« »Altes oder relativ neues Haus?« »Neubau damals als wir einzogen!« »Fertighaus?«…? »Lag Ihr Kinderzimmer parterre? Ohne Unterkellerung?« »Teilkeller, aber nicht unter meinem Zimmer. Wieso?« »Stäbchenparkett als Fußboden?« »Ja, aber woher wissen Sie das?« »Dann haben Sie eine Aromaten-Vergiftung aus Bitumen, das man in den 1960er- bis 1980er-Jahren gern »als harmlose Ausgleichs- und Isolierschicht« auf kalte Betonfußböden aufbrachte, um darauf einfach und billig Parkett zu kleben.« Ein späterer Test in ihrem Elternhaus mit einem einfachen Holzbohrer bestätigte übrigens

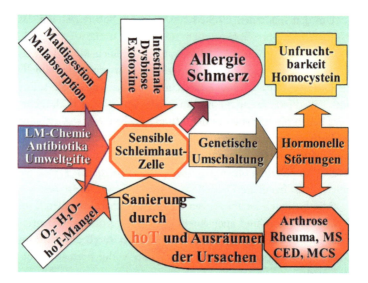

Abb. 4: Ursachen chronischer Krankheiten. Die Grafik veranschaulicht, wie vielfältige Faktoren von Umweltgiften über Zusatzstoffe in der Nahrung bis hin zu Nährstoffmangel (hoT-Mangel) bei der Entstehung von Allergien, chronischen Schmerzen bis hin zu Krebs zusammenwirken. (CED = Chronisch entzündliche Darmerkrankungen; MCS = Multiple Chemikaliensensitivität)

meine Vermutung und förderte das schwarze, immer noch nach Benzin riechende Bitumen zu Tage!

Nach wenigen Monaten war die junge Frau wieder fit und gesund. Ihr Elternhaus hat sie jedoch weitgehend gemieden, weil jeder Besuch, der länger als einige Stunden dauerte, sofort wieder zu Missempfindungen und Gefühlsstörungen führte.

Zähne oder Prothese – Ursache für Verdauungsprobleme?

Wenn Sie Ihren Zahnarzt fragen, dann ist es wichtig, dass Sie etwas zum Beißen haben. Wenn wir aber genauer hinsehen, dann finden wir plötzlich, dass es offenbar einen großen Unterschied macht, ob Sie mit Ihren eigenen, »schwimmend gelagerten« Zähnen kauen oder ob das eine herausnehmbare Kunststoffprothese für Sie übernimmt.

Die Verdauung beginnt im Mund, nicht wahr? Zur Hygiene habe ich in diesem Buch auch andernorts schon etwas gesagt. In diesem Zusammenhang wissen wir, dass der Mund nie steril ist, dass jeder Zahnzwischenraum seine ganz eigene bakterielle Besiedelung hat. Was Sie sofort bei sich überprüfen können, wenn Sie mit einem Fingernagel in verschiedene Zahnzwischenräume tasten und dann den jeweiligen Geruch prüfen. Jeder Zwischenraum riecht anders! Ja und?

Die natürlich gewachsenen Zähne sind schwimmend im Zahnhalteapparat gelagert und federn bei jedem Zubeißen ein, um bei nachlassendem Kaudruck sofort wieder aus ihrer Kompressionslage herauszugleiten.

Bei jeder Kompression drücken die Zähne Sekrete aus dem Wurzelspalt. Sekrete und Bakterien, Bakteriengifte und Bakterienenzyme, Exotoxine und Endotoxine unserer unsichtbaren, lebenden parodontalen Besiedelung – unserer Helfer!

Mit diesen Bakterien und Zellgiften wird der Speisebrei beim Kauen mit unserem Speichel – soweit wir keine den Speichelfluss störenden Fremdmaterialien im Mund haben – vermischt und für die weitere Verdauung im Magen-Darmtrakt vorbereitet.

Sie wissen noch, wie man früher Sauerkraut machte? Man ließ Jugendliche mit bloßen Füßen das Kraut treten, um es mit den auf der gesunden Haut wuchernden Laktobazillen zu impfen und eine schnelle Gärung anzustoßen. So machten es die Winzer mit der Maischeherstellung; und genauso taten es der Bäcker und der Schlachter, die bei der Brot- oder Dauerwurstzubereitung mit ihren bloßen Armen ihre Rohstoffe zusammenmischten und durchkneteten, bis sie reif waren und mit ausreichend vielen Laktobazillen[14] ihren Gär- und Reifungsprozess beginnen konnten.

So zubereitete Lebensmittel sind wesentlich bekömmlicher

und schmackhafter, als z. B. ein industriell hergestelltes, mit Essig gesäuertes »Sauerkraut«, das eigentlich diesen Namen gar nicht verdient und dem alle wichtigen Gesundheitsaspekte der milchsauren Gärung fehlen!

Allgemeine Hygiene und Ihr Neugeborenes – Scheiden-Mikrobiom[15]

Wie wichtig ist Hygiene?

Haben Sie einmal im Hygienezeitalter überlegt, wo auf uns überall Gefahren durch Infektionen lauern? Sicher kennen Sie die Gefährlichkeit von Krankenhäusern mit ihren multiresistenten Staphylococcus-aureus-Stämmen (MRSA-Keimen), gegen die kein geläufiges Antibiotikum mehr helfen kann. Sie haben auch schon gehört, dass nicht nur Autobahn-Toiletten hohe Keimbelastungen an den Türklinken usw. haben.

Sie sehen beim Einkauf an der Fleisch- und Käsetheke, dass aus Gründen der Hygiene, wie von der EU nach »wissenschaftlichen Untersuchungen« vorgeschrieben, nicht mehr »schlecht zu reinigende« Schneidebretter aus Holz, sondern Kunststoffplatten eingesetzt werden. – Und das, obwohl man inzwischen nachweisen konnte, dass durch Inhaltsstoffe von Hölzern ein Bakterienwachstum in Fleischsaft und Fleischresten, die am Holz haften, gehemmt werden – ganz im Gegensatz zum ungehemmten Keimwachstum auf Kunststoffen.

Aber ist Ihnen wirklich bewusst, dass unser ganzes Leben völlig unhygienisch beginnt, verläuft und endet? Schmusen und Küssen ist genauso unhygienisch wie die ganze Liebe, die irgendwann zur Schwangerschaft führen kann. So gesehen sollten wir vielleicht »aus Gründen des vorbeugenden Gesundheitsschutzes« die modernen Verfahren der künstlichen Befruchtung im OP wie den Kaiserschnitt als sauberste Lösungen bevorzugen?

Wer wie ich als Arzt auch im Ausland gearbeitet hat, weiß um die Relativität der Hygiene selbst bei offenen Wunden. Also lassen Sie Ihr Kind im Sinne der Mikrobiom-Pflege ruhig im Garten spielen und krabbeln. »Dreck reinigt den Magen!« haben wir noch als Kinder gelernt.

Planen Sie eine Schwangerschaft?

Dann wünsche ich Ihnen nach entsprechender Vorbereitung Ihres Hormon- und Immunsystems baldigen Erfolg für eine echte Wohlfühl-Schwangerschaft, für Gesundheit von Mutter und Kind! Nachdem ich mehr als 60 Schwangerschaften von Kinderwunschpaaren in meiner Praxis auf den Weg gebracht habe, darf ich Ihnen versichern: Optimal orthomolekular vorbereitet und sauber biologisch ernährt ist eine Schwangerschaft keine Krankheit, sondern eine Freude! – Wenn eine 38-Jährige bei ihrer ersten Entbindung nach nur zwei Stunden mit einem gesunden, kräftigen Kind aus dem Kreissaal kommt, dann gibt es nur noch glückliche Gesichter!

Oft stehen aber schon vor einer Schwangerschaft viele Fragezeichen: Was kann ich tun, um möglichst bald schwanger zu werden? Was kann ich alles im Vorfeld einer Schwangerschaft tun?

Damit es möglichst rasch zu einer Schwangerschaft kommt, sollten vor allem Paare, die schon länger ungewollt kinderlos sind, auf eine saubere Umwelt, gesunde Ernährung, ausreichend Bewegung, ein normales Körpergewicht und wenig Stress achten. Ein gesundes Umfeld ist für die Schwangerschaft elementar. Auf Rauchen ist konsequent zu verzichten und lediglich gelegentlicher Alkohol ist tolerabel – nach neueren Studien gar nicht!

In der Schwangerschaft hat die werdende Mutter einen ausgewiesenen Mehrbedarf für 13 von 21 essentiellen Mikronährstoffen. Um eine optimale Schwangerschaft zu gewährleisten und das Heranwachsen des Nachwuchses ideal zu unterstützen, bietet sich eine auf die Bedürfnisse während der Schwangerschaft abgestimmte Kombination von Produkten an, die demnächst von hypo-A als Pregna sana zu beziehen ist und natürlich auch Jod enthält.

Die hoT mit hochwertigen Nahrungsergänzungsmitteln kann die Versorgung von Mutter und Kind schon vor dem Eintreten einer Schwangerschaft verbessern. Mineralien, Spurenelemente und Vitamine wie z. B. Folsäure oder ungesättigte Omega-3-Fettsäuren aus Fischöl sind nach Studienlage nicht zuletzt für die

Intelligenzentwicklung des Kindes wichtig. Zudem ist auf eine ausreichende Jodversorgung für Mutter und Kind zu achten, um die geistige Entwicklung des Kindes zu fördern und um einem späteren Brustkrebs der Mutter vorzubeugen. Neuste Forschungen legen den engen Zusammenhang zwischen dem Füllungszustand der Joddepots einer Frau und ihrer Brustkrebsneigung und -heilung nahe.

Leider gibt es immer wieder Paare, denen es zwar finanziell gar nicht so schlecht geht – eigenes Haus, zwei Autos usw., die aber meinen, beim Essen oder in diesem Fall bei Vitaminen sparen zu müssen. Bitte bedenken Sie, dass alles, was Sie in den Mund nehmen und essen oder trinken, zu einem Teil von Ihnen oder in diesem Fall zu einem Teil Ihres noch ungeborenen Kindes wird.

Ganz besonders in der Schwangerschaft ist höchste Qualität der Lebensmittel für die nächsten 80 Jahre Ihres Kindes lebensentscheidend.

Später können Sie es besser nicht halten wie die Eltern eines Kindergartens in München-Grünwald bei ihrer Abstimmung über Biokost im Kindergarten: 80 Cent pro Tag mehr für eine gute Bioernährung des eigenen Sprösslings –»Das sind 16 Euro mehr im Monat! Seid's narrisch?«– und stiegen in ihre Cayenne, Mercedes, BMW und einzelne ganz Umweltbewusste in ihren Tesla für mehr als 100 000, – €, um davon zu brausen. Motoröl und Benzin für's Auto können nicht teuer genug sein, aber das Essen? – Für das eigene Kind?

»Magnesium[16] macht große Babys!«, habe ich meinen Patientinnen oft gesagt, wenn es hieß, dass Kind entwickele sich nicht zeitgerecht im Mutterleib. Mit dieser Empfehlung habe ich per E-Mail in Norditalien wie in München retardierte, minderwüchsige, schlecht entwickelte Föten mit gestörter mütterlicher Plazenta in wenigen Wochen auf hohe Durchschnittswerte bei Wachstum und Gewicht gebracht. Die gefürchteten Gestosen wie Präeklampsie[17] usw. sind massive Stoffwechselstörungen der Schwangeren. Sie treten mit einer guten Magnesium-Zufuhr wesentlich seltener– und dann zumeist leichter auf.

Durch eine breite hoT-Substitution inklusive Magnesium-Calcium und ODS sind sie in meiner Klientel bei mehr als 60 Schwangerschaften so gut wie nie aufgetreten.

Scheiden-Mikrobiom – Neurodermitis-Ursache bei Babys?

Der Eingang der Scheide und der Ausgang des Darmes liegen eng beieinander. Das erklärt ganz logisch mögliche Wechselwirkungen zwischen gesundem oder krankem Darm einerseits und wiederholten Scheiden- und Blaseninfekten andererseits, sobald das Immunsystem gestört ist!

Die normale vaginale Flora (Scheiden-Mikrobiom) wird natürlicherweise von bestimmten physiologischen, nützlichen Milchsäure-Bakterien (Döderlein-Stäbchen) dominiert, die ein saures Milieu von pH 3, 5 bis pH 4, 5 sicherstellen und deren Stoffwechselprodukte uns vor eindringenden Krankheitserregern schützen. Daneben können vereinzelt andere Bakterienarten vorkommen wie z. B. Streptokokken, Colibakterien oder Gardnerella.

Ein vermehrter Ausfluss aus der Scheide von Sekreten der Bauchhöhle, die durch einen kranken Darm verursacht werden, lässt den vaginalen pH-Wert über 5 ansteigen und reduziert dadurch die lokale Immunität. Das führt seinerseits zu Störungen des Scheiden-Mikrobioms mit Reduktion der Döderleinflora und zur Vermehrung einer aerob-anaeroben Mischflora z. B. mit Gardnerella vaginalis, Trichomonaden, Ureaplasmen, Prevotella oder Mykoplasmen und Chlamydien sowie Hefen wie Candida albicans.

Leider kommen im Gegensatz zu den Befunden in den 1970er-Jahren heute noch Klebsiellen, Proteus oder Pseudomonas fakultativ, d. h. gelegentlich, in einer scheinbar gesunden Scheidenbesiedelung vor.

Diese Keime, die unphysiologisch das Zusammenleben gesundheitsfördernder Keime belasten und langfristig den weiblichen Körper, die eigene Haut oder das Neugeborene krank machen können, nennt man auch Dysbionten.

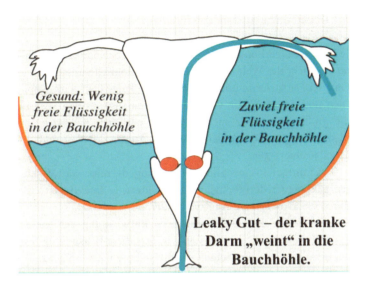

Abb. 5: Vaginaler Ausfluss: Stark verarbeitete Lebensmittel, Zusatzstoffe (E-Stoffe) und Dysbiosen sind wichtige Ursachen für eine verstärkte Bildung von Exsudaten, d.h. Flüssigkeit im Bauchraum. Wenn sich zu viel freie Flüssigkeit im Bauchraum angesammelt hat, fließt diese über die Eileiter, Gebärmutter und Scheide ab. Die basische Flüssigkeit stört das eigentlich saure Scheidenmilieu und begünstigt so aufsteigende Scheideninfektionen sowie Präkanzerosen (rot dargestellt) des Muttermundes als Vorstufen einer Krebserkrankung.

Um eine solche Infektion des Säuglings schon vor der Geburt zu vermeiden, sollte vor, während und zumindest in der späten Schwangerschaft eine Scheidenpflege bzw. Scheidensanierung mit lebensfähigen Symbionten und schleimhautpflegenden Substanzen zum Aufbau eines biologischen Biofilms wie z.B. mit 4Vag[18] erfolgen.

Die Geburt und erste Impfung für alle

Jedes normal entbundene Kind, das über die Scheide seiner Mutter das Licht der Welt erblickt, ist bakteriologisch »unsauber«! – Gott sei Dank! Denn unter der Geburt, solange das kleine Köpfchen und der Mund im Gleitmittel Scheidensekret den Weg in die große weite Welt suchen, werden natürlich Bakterien aus diesem Sekret auf die Schleimhäute der Augen, der Nase und des Mundes übertragen.

Das Einträufeln einer Silbernitratlösung, die seit etwa 150 Jahren gängige Credé-Prophylaxe, soll bakterielle Infektionen z. B. durch Gonokokken am Auge verhindern.

Denken wir über die menschliche Entwicklung der letzten 100 000 Jahre nach, dann wissen wir, dass diese Behandlung früher offenbar nicht zum Schutz vor Erblindung notwendig war.

Aber was schon immer und bei allen Spezies, die lebenden Nachwuchs gebären, normal war, ist die Impfung des Neugeborenen mit Scheidenflora im Geburtskanal zur optimalen Besiedelung des kindlichen Körpers und des fast sterilen Darms.

Vor diesem Hintergrund ist es wichtig, dass die Besiedelung der Scheide zur Geburt physiologisch, d. h. natürlich gesund ist. Leider haben sich jedoch die Keimspektren in der »gesunden« Scheide innerhalb von 40 Jahren deutlich verändert.

Schreikind – Gedeihkind?

Es ist mir immer wieder ein Graus, wenn ich obigen Spruch höre. Offenbar können manche Kinderärzte schwer nachvollziehen, dass auch Säuglinge Schmerzen empfinden.

Wenn ein Kind ohne äußeren Anlass weint, hat es fast immer gute Gründe! Diese liegen oft in einer schon bei der Geburt erworbenen Fehlbesiedelung von Mundhöhle, Magen und Darm mit den oben beschriebenen Dysbionten. Daraus können sich innerhalb kurzer Zeit Unverträglichkeiten für Nahrungsmittel entwickeln.

Gegen die aus derartigen Fehlbesiedlungen resultierenden Gasansammlungen im Magen-Darm-Trakt sollen ärztlich verordnete Entschäumer (Dimeticon) helfen.

Die Kinder schreien darunter zwar meistens weniger, aber sie werden nicht kuriert, da die krank machenden Keime sich ungehindert weiter vermehren. Nach wenigen Wochen oder Monaten können mit Entschäumern behandelte Kinder eine unangenehm juckende, nässende Neurodermitis entwickeln, die sich oft im dritten bis fünften Lebensjahr »auswächst«, aber leider später als Lungenerkrankung wie Asthma bronchiale oder Allergieneigung wieder in Erscheinung treten kann.

Praxisfall: Säugling mit Infekt und Gedeihstörung

Die Eltern hatten seit Wochen keine Nacht mehr richtig geschlafen. Die Kleine quälte sich oft stundenlang mit Blähungen, Bauchschmerzen und einem wunden blutigen Po. Der Simplex-Kinderarzt hatte ein bekanntes Präparat verordnet und den Eltern erklärt, das Schreien sei »ganz normal«. Das hätten viele Kinder und wüchse sich meistens nach vier bis sechs Monaten aus.

Die völlig genervten Eltern fragten schließlich ihren Apotheker, ob es nicht etwas anderes, besseres gäbe, um dem Kind und nicht zuletzt auch ihnen selbst zu helfen.

Der Apotheker, sehr engagiert und wissenschaftlich voll auf der Höhe der Zeit, empfahl 3-SymBiose plus, ein Präparat zur Darmsanierung. Da die Normal-Dosierung für Erwachsene bei 3×1 Kapsel pro Tag liegt, empfahl er den Eltern, dem Säugling insgesamt eine Kapsel über den Tag verteilt zu geben. Das sei zwar immer noch relativ hoch dosiert, aber es könne aufgrund der Zusammensetzung auch nicht schaden.

Nach wenigen Tagen nahm der Apotheker Kontakt zu mir auf und beschwerte sich, dass meine diesbezügliche schriftliche Empfehlung wider Erwarten nicht gefruchtet hatte – das erste Mal!

Auf meine Rückfrage, wie viel 3-SymBiose plus der Apotheker

für den Säugling empfohlen hatte, erläuterte er mir seine reduzierte Empfehlung. Wir diskutierten meine Empfehlung von 3×1 Kapsel auch für Säuglinge! – getreu der Devise Hahnemanns: Macht's nach, aber macht's genau nach!

Nach wenigen Tagen erreichte mich der freudige Anruf: »Sie hatten recht! Es hat auch in diesem Fall 100 %ig geklappt. Das Kind ist fit und gesund, schläft gut wie auch die Eltern und es hat in wenigen Tagen schon deutlich Gewicht zugelegt!«

Mikrobiom[19] und Darm als Quelle von Gesundheit und Krankheit

Darm(-Mikrobiom) – Quelle der Gesundheit

Dein Darm und seine Bewohner – unbekannte Wesen?

Kennen Sie das gute Gefühl nach dem Essen? Entspannt, wohlig gesättigt? Nichts drückt oder kneift? Nichts bläht? Kein Knurren im Bauch? Kein Brennen im Magen oder in der Speiseröhre? Kein saures Aufstoßen? Kein Schnaps zum Verteilen nötig? Kein Afterjucken? – Alle Zellen Ihrer Schleimhäute, aber auch alle Mikroorganismen in Ihrem Darm gehen ganz entspannt ihrer Verdauungsarbeit nach.

Es kann so ein gutes Gefühl sein, wenn man in netter Runde geschwelgt hat und die ungestörte, biologische Verdauung unter Beteiligung zahlreicher bakterieller Helfer im Darm langsam einsetzt.

Immer wenn alle hormonellen Abstimmungen unserer Verdauungsorgane zu einer natürlichen, schrittweisen Verdauung ohne Störungen führen, haben wir ein gutes Bauchgefühl und sind guter Stimmung.

Ansonsten kann es ganz anders in uns aussehen! Dann wird nicht nur die Haut zum Spiegel der Seele, sondern die Körperhaltung und das Gangbild werden zum Spiegel einer gestörten Darmfunktion.

Aus Forschungen aus der Angewandten Kinesiologie (Applied Kinesiology, AK) kennen wir viele direkte Zusammenhänge: Der Magen beispielsweise ist über einen Meridian, d.h. über eine Energieleitbahn, mit der Haltemuskulatur des Halses verknüpft. Die Bauchspeicheldrüse sowie Leber und Galle stehen mit der mittleren Brustwirbelsäule und der Dickdarm mit der Lendenwirbelsäule (LWS) in Verbindung.

Wenn wir uns nun fragen, wo es die meisten Bandscheibenvorfälle gibt, dann sind das die Hals- und die Lendenwirbelsäule. – Wo liegt unser –schlechtes – Essen längere Zeit im Bauch? Im Magen und im Dickdarm!

Und welche Weichteilgewebe fallen am häufigsten durch Bindegewebeschwäche auf? Es sind am Oberbauch die geraden und schrägen Bauchmuskeln sowie das Zwerchfell und im Unterbauch die Leisten – wo innen rechts und links der kranke Dickdarm liegt, der die anliegenden Gewebe schwächt!

> *Die Speisen haben vermutlich einen sehr großen Einfluss*
> *auf den Zustand der Menschen, wie er jetzo ist:*
> *Der Wein äußert seinen Einfluss mehr sichtbarlich,*
> *die Speisen tun es langsamer, aber vielleicht ebenso gewiss.*
> *Wer weiß, ob wir nicht einer gut gekochten Suppe die*
> *Luftpumpe und einer schlechten den Krieg oft zu verdanken*
> *haben? Es verdiente dieses eine genauere Untersuchung.*
> *Allein, wer weiß, ob nicht der Himmel damit große Endzwecke*
> *erreicht, Untertanen treu erhält, Regierungen ändert und freie*
> *Staaten macht, und ob nicht die Speisen das tun, was wir*
> *den Einfluss des Klimas nennen.*

Georg Christoph Lichtenberg ca. 1762

Gibt es da weitere logische Zusammenhänge in unserer Zeit?

Darm(-Mikrobiom) – Quelle aller Krankheit?

»Der Tod sitzt im Darm!«, so lautet eine alte medizinische Weisheit. Wenn wir heute beobachten, was Menschen alles in ihrem Mund und damit in ihren Darm hineinstopfen und welche synthetischen Stoffe darin enthalten sind, dann möchte man sich oft nur mit Grausen abwenden.

Gerade moderne Formen der Ernährung mit Fast Food und Cola, Weichmachern aus Plastikflaschen und künstlichen Aroma-

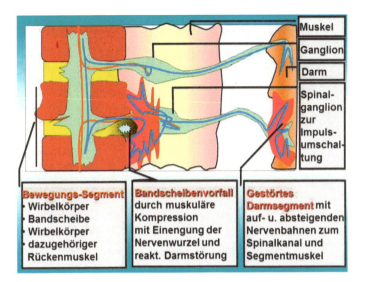

| Muskel |
| Ganglion |
| Darm |
| Spinal-ganglion zur Impuls-umschal-tung |

Bewegungs-Segment
· Wirbelkörper
· Bandscheibe
· Wirbelkörper
· dazugehöriger
  Rückenmuskel

Bandscheibenvorfall
durch muskuläre
Kompression
mit Einengung der
Nervenwurzel und
reakt. Darmstörung

**Gestörtes
Darmsegment** mit
auf- u. absteigenden
Nervenbahnen zum
Spinalkanal und
Segmentmuskel

Abb. 6: Nervenverbindungen zwischen Darm und Rücken. Auf diese Weise kann sich ein gestörtes Darmsegment unmittelbar negativ auf die Rückenmuskulatur auswirken und z. B. einen Bandscheibenvorfall begünstigen.

stoffen führen als Chemikaliengemische zu chronischen Magen-Darm-Störungen und Geschwüren. Interessant dabei ist, dass sich inzwischen vermehrt krank machende Keime wie Klebsiella-Arten aus dem Ackerboden, aus schmutzigen Gewässern oder von belastetem Getreide gemeinsam mit Candida-Pilzen und Helicobakter in unserem Verdauungstrakt breit machen. Diese dysbiotischen Keime sind eine zentrale Ursache moderner Erkrankungen bis hin zu Krebs.

Auch früher gab es Darmkranke. Dahinter steckten dann jedoch oft Infektionen durch Verdorbenes oder Epidemien sowie z. B. Unfälle, die innere Organe beeinträchtigt hatten. Heute sind es vor allem chemische Zusatzstoffe aus Fast Food usw., die unser Darm-Mikrobiom schädigen und unseren Darm krank machen.

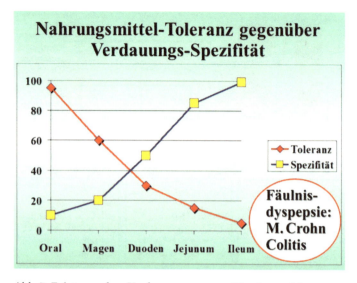

Abb. 7: Folgt man dem Verdauungsweg vom Mund zum After, so zeigt sich, dass die Spezifität im Verlauf des »Darmrohrs« immer weiter zunimmt. Die Verdauungsleistung wird also immer spezieller. Zugleich nimmt die Toleranz gegenüber Nahrungsbestandteilen und anderen Inhaltsstoffen ab. Das ist ein wesentlicher Grund dafür, weshalb Nahrungsbestandteile, die in oberen Teilen des Verdauungstraktes nicht ordnungsgemäß vorverdaut und zerkleinert wurden, in tieferen Abschnitten zu Störungen und entsprechenden Verdauungsbeschwerden führen können – bis hin zu chronisch-entzündlichen Darmerkrankungen.

Falsch besiedelte, chronisch gereizte Schleimhäute des Darmes führen über einen undichten Darm (»Leaky-gut-Syndrom«) zu Fehlverdauung und -aufnahme. Dann fehlen dem Organismus binnen Kurzem essenzielle, für ein Leben in Gesundheit unverzichtbare Omega-Fettsäuren ebenso wie Mineralien und Spurenelemente. Durch einen sich verstärkenden Mangel an solchen Nährstoffen (Orthomolekularia) kommt es zunehmend zur Entgleisung der körpereigenen Regulation mit der langfristigen Entwicklung aller möglichen chronischen Krankheiten.

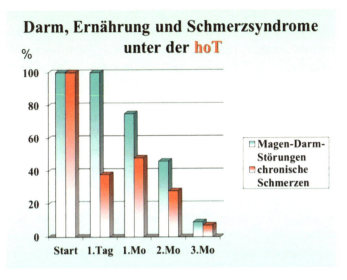

Darm, Ernährung und Schmerzsyndrome unter der hoT

Abb. 8: Reduktion von chronischen Schmerzen und Magen-Darm-Störungen unter der dreimonatigen hoT im Rahmen der ortho-molekularen Darmsanierung

Subjektiv empfundene erste Zeichen des Patienten sind oft zunächst Allergien oder Schmerzen. Dass sich diese in vielen Fällen durch eine Zufuhr von Mikronährstoffen im Rahmen der hypoallergenen orthomolekularen Therapie (hoT) schnell reduzieren und beseitigen lassen, belegt im Umkehrschluss die Richtigkeit dieser Beobachtung. Schon in der Göttinger Wohlfühl-Studie 2002 mit Prof. Dr. Gerald Hüther konnten wir diese Zusammenhänge eindrucksvoll in einer Kleingruppe nachweisen.

Abb. 8 zeigt, wie Schmerzen und Magen-Darm-Beschwerden unter einer 3-monatigen hoT gesetzmäßig zurückgehen. Auffällig ist, dass schon am ersten Tag mehr als 30 % aller Patienten mit chronischen Schmerzen völlig schmerzfrei sind. Erreicht wurde dies durch eine orale Testung hypoallergener Vitamine etc., bei der der Patient eine kleine Menge hochreiner Substanzen in den Mund bekommt.

Bemerkenswert ist auch, dass bei *allen* meinen Patienten mit den unterschiedlichsten medizinischen Krankheitsbildern zu Beginn der hiesigen Behandlung mit der hoT Magen-Darm-Störungen wie z. B. Verstopfung nachweisbar waren. Teilweise lagen auch Völlegefühl, Durchfall oder Blähbauch usw. sowie eine nachgewiesene Fehlbesiedelung des Darmes vor.

Erst wenn diese Fehlbesiedelung beseitigt und die optimale Funktionsfähigkeit und Zusammenarbeit der Verdauungsorgane Magen, Leber, Gallenblase und Bauchspeicheldrüse wieder hergestellt sind, können auch periphere Schmerzsyndrome der Schultern, Wirbelsäule oder Knie langfristig auskurieren.

Unter einer entsprechend breiten hoT mit Darmsanierung können sich auch Hormonstörungen normalisieren. Sowohl weiblich als auch männlich bedingt unfruchtbare Paare mit defekten oder zu wenigen Spermien können so auf natürlichem Wege wieder schwanger werden!

Ähnliche Zusammenhänge gibt es auch bei den oben angesprochenen Bandscheibenvorfällen der Hals- und Lendenwirbelsäule sowie bei Leistenbrüchen. Die angesprochenen Fast-Food-Chemikalien verweilen im Magen und im Dickdarm länger als in der Speiseröhre und dem Dünndarm und führen dort zu lokalen Störungen. Diese wiederum können die Muskelkraft und die Gewebeelastizität in der Umgebung oder verknüpften Segmenten langfristig beeinträchtigen.

Daraus können wir zwanglos ableiten, dass Patienten, die lange Säureblocker wie Omeprazol für ihren Magen einnehmen, sich unphysiologisch, d. h. schlecht ernähren oder nicht zuletzt durch ein hoT-Mangelsymptom ein eingeschränktes Stressmanagement haben – sonst bräuchten sie solche blockierenden Medikamente gar nicht einzunehmen!

Ein chronisch gereizter Magen wiederum stört seine Umgebung, was z. B. einen Zwerchfellbruch (Hiatushernie) oder ein Auseinanderweichen der Muskelbäuche des geraden Oberbauchmuskels (Musculus rectus abdominis) zur Folge haben kann. Wenn dieser schlecht verdaute, mit lokal reizenden Chemikalien versetze

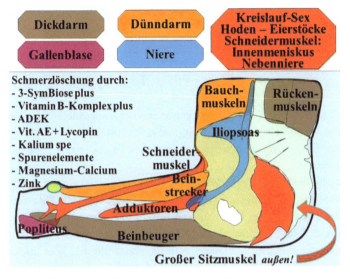

Abb. 9: Blick von medial (innen) auf die Muskeln von Becken und Hüfte (Ausnahme: großer Sitzmuskel, Darstellung von außen). Bei den Bezügen der Muskeln zu Organen und orthomolekularen Substanzen fällt die große Bedeutung der Hormondrüsen (Gonaden) im Bereich der Hüfte auf.

Speisebrei dann endlich im Dickdarm ankommt, bleibt er dort oft länger als sinnvoll liegen. Diese Menschen klagen oft über »Darmträgheit« oder der Gastroenterologe stellt ein Mega-Colon, d. h. einen krankhaft erweiterten Dickdarm, fest. Diese Menschen können sich das meist gar nicht erklären, wo sie doch schon zum Frühstück »gesunde« Cornflakes mit H-Milch essen – als Chemiekost!

Liegt dieser gestörte Darm lange genug an den Bauchmuskeln der Leisten, ohne dass der Betroffene sich ausreichend bewegt, dann wird die Muskulatur dort durch lähmende Chemie und Inaktivität so dünn, dass schon ein leicht erhöhter Innendruck eine Aussackung durch die eigentlich äußerst stabile Bauchdecke treibt – ein Leistenbruch ist entstanden. Früher konnten Bauarbeiter 50 kg schwere Zementsäcke problemlos tragen – statt heute 25 kg! Dafür wird heute das Heben einer Bierkiste für das Auftreten eines Leistenbruchs verantwortlich gemacht.

Verdauung und Entgiftung – Wie ist das geregelt?

Zum besseren Verständnis komplexer Verdauungsvorgänge zeigt das Darm-Leber-Kreislauf-Diagramm in Abb. 10 eine Übersicht der Entgiftung und Ausleitung sowie die orientierende Blutversorgung.

In der Mitte liegt der Darm mit seinen Belastungen durch E-Stoffe, Nahrungsmittelunverträglichkeiten (NMU), Gift von krank machenden Darmbakterien und der heute meist üblichen Maldigestion (Fehlverdauung) und der Malabsorption (Fehlaufnahme) schlecht verdauter Nahrungsbestandteile. Hier nicht dargestellt ist die große Zahl an Nervenzellen, die heute als sogenanntes Darmhirn zusammengefasst werden und die in Zahl und Funktion je nach aktuellem Stand der Kenntnisse und persönlicher Sichtweise als dem Gehirn deutlich überlegen eingestuft werden. Den Verlauf der schrittweisen Verdauung im Darmrohr zeigt Ihnen Abb. 11.

Die Entgiftung des gesunden wie des gestörten Darmes verläuft im Wesentlichen über den Pfortaderkreislauf direkt zur Leber. Zusätzlich entgiften die unter der Darmschleimhaut liegenden Gewebeschichten in das Lymphsystem mit dem Brustmilchgang, der zur linken Schulter hochzieht und dort in eine Armvene mündet. Die so transportierten Gifte und Zellen z. B. von Bakterien wandern mit dem Blut durch das Herz, in die Lungen zur Sauerstoffanreicherung und mit dem Blutkreislauf später zur Leber zur weiteren Entgiftung. Die typischen Ausleitungsorgane sind in der unteren Reihe von Abb. 10 dargestellt.

➢ Die Lunge gibt gasförmige Schlacken in die Außenluft ab. Kranke Menschen riechen entsprechend aus dem Mund.

➢ Die Nieren geben über die Harnleiter und die Blase Wasser und sogenannte harnpflichtige Stoffwechselgifte, aber auch Mi-

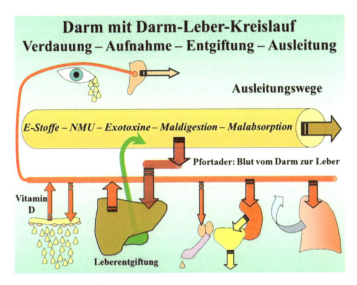

Darm mit Darm-Leber-Kreislauf
Verdauung – Aufnahme – Entgiftung – Ausleitung

Ausleitungswege

E-Stoffe – NMU – Exotoxine – Maldigestion – Malabsorption

Pfortader: Blut vom Darm zur Leber

Vitamin D

Leberentgiftung

Abb. 10: Ausleitung und Entgiftung: Lebensmittelzusatzstoffe (E-Stoffe) begünstigen einen undichten Darm (Leaky Gut), was wiederum Nahrungsmittelallergien und -unverträglichkeiten (NMU) Vorschub leistet. Weitere Folgen sind Fehlverdauung (Maldigestion) und eine daraus folgende gestörte Nährstoffaufnahme (Malabsorption). Die daraus resultierenden Abfallprodukte müssen über die Haut (Schweiß), Augen und Ohren (Tränenflüssigkeit, Sekrete, Ohrenschmalz), über die Leber (Absonderung als Galle in den Darm), Eileiter (vaginaler Ausfluss), Nieren (Harn) und Lungen (Atem) ausgeschieden werden. Ist eines der Ausscheidungsorgane überfordert, macht sich das durch entsprechende Symptome bemerkbar. So können z. B. Lebensmittelbestandteile auch ohne Allergie einen Hautausschlag hervorrufen.

neralstoffe oder bei Zuckerkranken mit zu hohem Blutzucker Zuckermoleküle als Urin ab. Gesunder Urin riecht wie Kalbsbrühe. Was man heute üblicherweise in öffentlichen Toiletten riecht, ist zumeist weit davon entfernt.

➢ Der hier nicht eingezeichnete vaginale Ausfluss aus der Scheide, aber auch das Sperma des Mannes hat eine eher geringe Entgiftungsfunktion.

➤ Den entgiftenden Ausfluss aus der Bauchhöhle der Frau verursacht ein chronisch vergifteter, »weinender«, undichter Darm (Leaky Gut) (→ Abb. 5). Mehrfach tägliche Vorlagenwechsel weisen auf eine stärkere Darmstörung und erhöhte Entgiftung auf diesem Wege hin – was allerdings auch das Risiko für eine Krebsentwicklung am Muttermund (Pap III und höher) deutlich ansteigen lässt.

➤ Die Pfortader bringt das Blut von den Darmeingeweiden direkt zur Entgiftung und Aufbereitung in die Leber. Das dort vor- oder teilgereinigte Blut fließt von der Leber über die Lebervene in die untere Hohlvene und damit zurück zum Herzen. Ein Teil der giftigen Stoffwechselschlacken wird über die Gallengänge an die Gallenblase abgegeben, wo die Primärgalle eingedickt wird und später zur Fettverdauung in den Dünndarm gelangt. Nach einer komplizierten hormonellen Abstimmung zwischen Magen, oberem Dünndarm, Bauchspeicheldrüse und Leber kann eine geordnete Verdauung stattfinden. Ist diese innere Abstimmung im Bereich des Sonnengeflechtes gestört, entwickeln sich Durchfälle, Krämpfe, ein Blähbauch oder Verstopfungen, die oft als psychosomatisch abgetan werden und langfristig zum Anstieg der Krebsraten in Deutschland beitragen.

➤ Als weiteres Entgiftungsorgan haben wir z. B. die Haut, die mit z. T. stark übelriechendem Schweiß Gifte ausleitet, die auf anderen Wegen nicht vom Körper auszuschleusen sind. Geringere Ausleitungen finden sich im Gehörgang als Ohrenschmalz, das je nach Ernährung und Umweltbelastungen in Menge, Konsistenz und Geruch stark wechselt. Einen starken Kaffee kann der Gesunde etwa 1 bis 2 Stunden nach Genuss am Geruch des Ohreneingangs selber feststellen. In einem besonders schweren Fall in meiner Praxis wurden bei einem 11-Jährigen seit mehreren Jahren dreimal pro Woche beide Gehörgänge vom Hals-Nasen-Ohrenarzt »ausgegraben«! Die extreme Produktion schuppig-trockenen Zellmaterials aus beiden Gehörgängen fand ein schnelles Ende, als das Kind konsequent naturnah mit Frischkost ernährt wurde und alle Süßigkeiten, die auch für sein OP-pflichtiges Schmerzsyndrom der Wirbelsäule verantwortlich waren, aus seiner Nahrung verschwanden!

➢ Nicht zuletzt die Tränen, aber auch Haare und Hautschuppen oder die Finger- und Zehennägel dienen letztlich neben lokalem Schutz der Ausleitung und Entgiftung. – Was in der Kriminalistik noch immer gern zum Nachweis beispielsweise von Arsenvergiftungen im Altertum genutzt wird.

Schrittweise Verdauung oder Fehlverdauung im Digeston

Das Verständnis der Verdauungsvorgänge ist heute selbst bei Fachleuten immer noch eher gering. Heute kann ein Facharzt für Magen-Darmkrankheiten, ein Gastroenterologe, seinen Colitis- und Reizdarmpatienten immer noch ungestraft sagen, sie könnten problemlos eine Currywurst mit Ketchup und Pommes frites essen oder ihr fettiges Mittagessen in Tupper transportieren. Solange aber ein Facharzt für den Darm und die Verdauungsorgane die Ernährungs- und Verdauungszusammenhänge nicht andeutungsweise versteht, solange müssen wir weiter an der Aufklärung und Wissensvermittlung für unsere Patienten arbeiten!

Diese Aufklärungsarbeit ist ein wichtiger Grund für mich, dieses Buch zu schreiben und mit verständlichem Bildmaterial für Sie auszustatten. Getreu der Devise: Hilf Dir selbst, dann hilft Dir Gott!

Das soll nicht bedeuten, dass Sie Ihre medizinische Therapie jetzt in Ihre eigenen Hände nehmen. Aber Sie sollen in Eigenregie Ihre Ernährung auf Ihre persönlichen Bedürfnisse und Schwächen anpassen können, ohne mit uneinsichtigen Medizinern über die Sinnhaftigkeit Ihrer Eigenwahrnehmung und Ihres Tuns zu diskutieren.

Grundlage jeder Verdauung ist der in Abb. 11 dargestellte segmentale Aufbau des Darmes bzw. Verdauungstraktes. Begin-

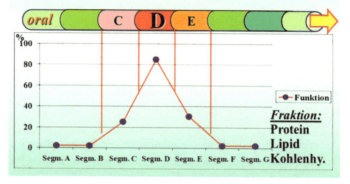

Abb. 11: Das obige Diagramm zeigt die schrittweise Verdauung chemischer Verbindungen von Eiweiß, Fett und Kohlenhydraten in den dafür von der Natur optimierten Darmsegmenten. Im Segment C beginnende, in D maximale und in E restliche Digestion chemisch definierter Substrate. Was nach E nicht verdaut ist, führt in späteren Darmabschnitten über Fäulnisdyspepsie bis zur Colitis.

nend mit der mechanischen Zerkleinerung im Mund, über die Zerlegung großer Molekülkomplexe im Magen wird die Nahrung im Verdauungstrakt immer weiter zerkleinert, bis schließlich die Molekülebene erreicht ist, auf der Nährstoffe gut in den jeweiligen Darmabschnitten resorbiert werden können. In gewisser Weise kann die Arbeitsteilung der verschiedenen Abschnitte des Verdauungstraktes – und ebenso des Darms – durchaus mit der Arbeit an einem Fließband verglichen werden. Nur wenn jeder einzelne Arbeitsschritt richtig durchgeführt wird und alle Arbeitsschritte Hand in Hand gehen, wird am Ende kein Schrott produziert. Genauso ist es im Darm: Jedwede Störung in einem Darmabschnitt hinterlässt den nachfolgenden Darmabschnitten

»Verdauungsschrott«, mit dem diese nur noch sehr begrenzt etwas anfangen können. Das Ergebnis ist eine gestörte Verdauung mit belastenden Abfällen (Fäulnisdyspepsie), Entzündungsreizen und Nähstoffmangel.

Den segmentalen Darmaufbau kann man übrigens bei Operationen im Bauchraum gut an sogenannten Darmatonien ablesen. Dabei sieht der Operateur eine koordinierte, wellenförmige, peristaltische Kontraktion darmabwärts laufen, die an einzelnen Stellen bei Betroffenen plötzlich endet und weiter abwärts oder oben unkoordiniert neu beginnt.

Diese Segmente nenne ich im Dünndarm das Digeston – das Verdauungssegment.

Im Dickdarm heißt es Absorbon – das aufnehmende, eindickende Segment, in dem der Stuhlgang seine Ihnen bekannte feste Form bekommt.

Diese »toten« Dünndarmabschnitte zeichnen sich durch folgende Eigenschaften aus:

➤ Einzelne oder mehrere ca. 14–18 cm lange Segmente sind gestört

➤ Lokal finden sich segmental hochspezialisierte Verdauungsfunktionen und pH-Werte. Das erlaubt den lokalen Abbau nur ganz bestimmter, im vernetzten System des Darmes definierter chemischer Bindungen im Nahrungsbrei.

➤ Die lokale Darmflora (Darm-Mikrobiom) ist in ihrer Wirkung und Diversität auch heute noch unbekannt.

➤ Die Segmente sind regulativ kybernetisch verknüpft zum Hormonsystem, zu Segmenten des Bewegungsapparates wie Schulter, Knie oder Hüfte sowie zu Organen, Haut und Psyche.

➤ Bei länger bestehender Funktionsstörung ändert sich das lokale Mikrobiom und kippt in eine Dyspepsie mit Fäulniserregern, die sich bei entsprechender Veranlagung und schlechter Ernährung zu einem Morbus Crohn oder einer Colitis ulcerosa bzw. zu einem Reizdarmsyndrom entwickeln kann.

Durch Darmstörungen ausgelöste Krankheiten

Bei den nachfolgenden Gesundheitsstörungen spielen meistens mehrere Faktoren wie schlechte Ernährung und chronische Dysbiosen im Magen-Darm-Trakt sowie beispielsweise toxische Umweltbelastungen aus Arbeit und Freizeit eine Rolle.

Die richtige Bewertung der individuellen Wichtigkeit dieser Krankheitsauslöser und die zielführende Wahl der Therapie nannte man früher ärztliche Kunst – die heute leider durch Checklistenmedizin und LeiDlinien abgelöst ist.

Dadurch werden die hier gezeigten Zusammenhänge meistens gar nicht oder nur ungenügend berücksichtigt.

Zu den regelmäßig durch Schleimhautstörungen innerer Organe mit verursachten Beschwerden gehören neben anderen:

➤ Silent Inflammation – stille Entzündung in allen Geweben des Körpers mit Immunsystemstörungen durch Leaky Gut (durchlässiger Darm)

➤ trockene Augen

➤ Herzrhythmusstörungen, Herzklappenvorfälle, Kardiomyopathie

➤ erhöhtes Infarkt- oder Schlaganfallrisiko

➤ Reizmagen, Reflux/Sodbrennen, Speiseröhrenentzündung, Gastritis, chronischer Reizdarm, Blähbauch, chronische Durchfälle, Verstopfung, Megacolon, Morbus Crohn, Colitis ulcerosa

➤ chronische Entzündungen der Nasennebenhöhlen und Mittelohrerkrankungen

➤ Allergien gegen Pollen, Heuschnupfen

➤ Nahrungsmittel-Unverträglichkeit bzw. -Intoleranz wie Laktoseintoleranz, Fruktoseintoleranz, Glutenunverträglichkeit mit Zöliakie, Unverträglichkeit von Äpfeln und Nüssen

➤ Diabetes mellitus Typ II mit erhöhten Blutzuckerwerten

➤ chronische Bauchspeicheldrüsenentzündung (Pankreatitis) mit Verdauungsstörungen

➤ Leberstoffwechselstörungen, erhöhte Leberwerte ohne Alkoholgenuss

- Fettleber mit Stauungen im entero-hepatischen Kreislauf, Hämorrhoiden, Krampfadern
- Rheuma und Autoimmunerkrankungen wie z. B. der Schilddrüse (Hashimoto-Thyreoiditis), Multiple Sklerose
- Blutbildungs- und Eisenstoffwechselstörungen
- Nierenentzündungen mit Nieren- und Blasenfunktionsstörungen
- Hirnfunktionsstörung mit Lern-, Lese- und Rechenstörungen
- chronische Müdigkeit, chronic fatigue syndrome (CFS)
- Burnout, Depressionen, Stressstörungen, Autismus
- Hyperkinetisches Syndrom, AD(H)S (Zappelphilipp)
- Epilepsie z. B. durch Alkohol- oder Süßigkeiten-Exzess
- Polyneuropathie, Nervenstörung der Beine und Füße
- chronische Nervenschmerzen
- Migräne
- chronische Schmerzen an Muskeln und Gelenken, Muskelkrämpfe
- Neurodermitis, chronische Ekzeme, Nesselsucht (Urtikaria)
- Asthma bronchiale, Stress-, Infekt- oder Belastungsasthma, hyperreagibles Bronchialsystem, COPD (chronische Atemstörung)
- Zahnfleischbluten, Karies, Parodontitis, Periimplantitis
- Bissfehlstellungen, craniomandibuläre Dysfunktion (CMD)[20], d. h. Schmerzsyndrome des Kauapparates und des Gesichtes wie z. B. Trigeminusneuralgie
- Fehlhaltung mit Hals- und Lendenwirbelsäulensyndrom, Beinlängendifferenz, Schulter- und Beckenschiefstand, Bandscheibenvorfälle, Wirbelkörperblockierungen, Ischialgien
- Karpaltunnel-Syndrom mit Mobilitäts- und Gefühlsstörung der Hand
- Tarsaltunnel-Syndrom mit Schmerzen am Fuß, Nervenkompressionen
- Osteoporose, Knorpelbildungsstörungen, Meniskusprobleme, Knieprobleme, Kniescheibenverrenkung, Senkspreiz-Knick-Plattfüße, Achillodynie

- Bänderdehnungen oder Bänderrisse z. B. des Kreuzbandes im Knie oder der Sprunggelenke
- Prämenstruelles Syndrom
- schmerzhafte Frauenkrankheiten wie Endometriose und Dysmenorrhö
- Fruchtbarkeitsstörungen von Mann und Frau
- Vorformen von Krebs, krebsartige Tumorentwicklung von Darm und inneren Organen sowie der weiblichen Brust
- Gebärmuttermundkrebs durch verstärkten Ausfluss
- Malignes Melanom (schwarzer Hautkrebs)

Facharztgruppenmedizin für darmbedingte Krankheiten

Nach Durchsicht der oben im Grundzusammenhang dargestellten Gesundheitsstörungen fällt auf, dass sich die Diagnostik und Therapie dieser ursprünglich aus dem Magen-Darm-Trakt verursachten und gesteuerten Krankheiten plötzlich auf viele verschiedene Facharztgruppen verteilt.

Den meisten Facharztgruppen reichen dabei zur Behandlung nur wenige Medikamentengruppen. So unterschiedliche Krankheiten wie Mittelohrentzündung, Neurodermitis, Asthma, Rheuma oder Bandscheibenvorfall haben die gleichen Medikamente als Basistherapie: Antibiotika, Kortison, Schmerzmittel, Psychopharmaka ... und noch relativ neu sind sogenannte Biologicals (Immunsuppressoren) hinzugekommen. Diese unterdrücken das Immunsystem völlig und lassen langfristig zuverlässig die Krebsraten weiter steigen.

- Allergologen, das sind die Spezialisten für Ihre Allergie und Intoleranzen, die meistens nicht gefunden werden – psychosomatisch!
- Allgemeinmediziner
- Augenärzte
- Dermatologen (Hautärzte)
- Hals-Nasen-Ohrenärzte

- ➢ Pulmologen (Lungenfachärzte)
- ➢ Gastroenterologen (Magen-Darm-Spezialisten)
- ➢ Hepatologen (Leberspezialisten)
- ➢ Nephrologen (Nierenspezialisten)
- ➢ Urologen (Blasenspezialisten)
- ➢ Radiologen, das sind die »Fotografen« in den Medizin
- ➢ Orthopäden ..., aber die kennen Sie ja!

In allen oben beschriebenen Fachgruppen ist leider immer noch verbreitet, Begriffe wie Mikrobiom[21], Dysbiose[22], Darmbesiedelung, Darmschleimhautfunktion und kybernetische Verknüpfungen der Körpergewebe über die Darm-Hirn-Achse, über Meridiane oder Faszien als esoterischen Unfug abzutun.

Erst durch interessante Artikel wie beispielsweise in Geo wurden nicht nur den Laienlesern die Faszien mit ihren vielfältigen wichtigen Eigenschaften vorgestellt. »Richtig spannend!« erklärte mir später ein medizinischer Kollege zu dem Artikel.

Eines unserer Vortragsthemen 2017 lautet: »Du denkst was Du isst!« Der Vortragende ist Professor Dr. Thomas Bosch aus Kiel, Direktor der Zoologie und höchst engagierter Grundlagenforscher zur Entwicklung des Lebens – und der Gesundheit. Er hat freundlicherweise das Geleitwort zu diesem Buch geschrieben.

Damit sind wir mitten in der wirklichen Medizin!

Praxisfall: Colitis ulcerosa

Vor einigen Tagen sah ich die Mittvierzigerin zum zweiten Mal in meiner Praxis. Die Kollegin war seit mehr als 10 Jahren darmkrank und hatte seit ca. fünf Jahren die Diagnose Colitis ulcerosa, eine schwere Schleimhauterkrankung des Dickdarms mit Darmblutungen, Krämpfen und Eiterungen, die zur Teilentfernung oder kompletten Entfernung des Dickdarms führen können.

Ihre Medikation bestand aus einem kortisonähnlichen Präparat namens Budenofalk sowie einem Immunsuppressivum namens

Mesalazin. Damit war der Darm einigermaßen ruhig gestellt, aber das körperliche wie das seelische Wohlbefinden hatte inzwischen sehr gelitten.

Ihr Ziel war es, von diesen Medikamenten befreit zu werden, um wieder ein normales Leben führen zu können.

Beim Eingangsgespräch hatte ich ihr in Aussicht gestellt, innerhalb von 4–6–12 Monaten je nach eigenem Verhalten die Medikamente zu reduzieren und im günstigsten Fall abzusetzen – in Abstimmung mit ihrem eigenen Körpergefühl.

Nun hatte sie knapp drei Monate hoT hinter sich, d. h. sie war noch im zweiten Schritt der Darmsanierung für den Dickdarm. Auf meine Fragen nach ihrem Befinden klagte sie, dass sie vor etwa sechs Wochen noch einmal Durchfall gehabt hätte – nachdem sie zuvor zwischen 5 bis 10 Durchfällen pro Tag gehabt hatte.

Auf meine Rückfrage, wie sie das zuordnen könne, meinte sie lapidar, dass das plötzliche Absetzen der Medikamente vielleicht kurzfristig zu dieser Verschlechterung geführt hätte.

Dann kam heraus, dass sie das kortikoidähnliche Präparat eigenmächtig schon nach zwei Wochen hoT, das Immunsuppressivum nach vier Wochen hoT komplett abgesetzt hatte – gegen meinen ausdrücklichen Rat im Erstgespräch!

»Ich esse nur Bio wie verordnet! Ich bewege mich und trinke jetzt nur noch gutes Wasser aus der Leitung oder aus Glasflächen und den Kunststoffmüll vom Plastikwasserkocher über meine schöne Teflonpfanne bis Tupper habe ich auch komplett eliminiert! Mir geht's gut!«

Die hoT wird jetzt noch ca. 2 bis 4 Monate in modifizierter Form weitergeführt. Dann sollte die Kollegin bei gesunder Ernährung wieder glücklich und frei durchs Leben gehen – ohne dauernde Darmspiegelungen, Röntgen usw. und ohne dauernde Ängste wegen eines drohenden Darmkrebses.

Praxisfall: Chronische Blasenentzündung beim Kleinkind

Die alte Dame war schon einige Zeit wegen ihrer Hüftschmerzen, die sich inzwischen in Wohlgefallen aufgelöst hatten, bei mir in Behandlung. Bei unserem Abschlussgespräch berichtete sie von ihrem Kummer. Ihre Enkelin, deren Eltern nichts von Naturheilkunde hielten, sei fast von Geburt an blasenkrank. Die Kleine hatte seit sie auf der Welt war regelmäßig alle zwei bis drei Wochen Antibiotika bekommen, weil die Blase immer nur ein bis zwei Wochen reizlos gewesen sei.

Als Dreijährige war sie zum ersten Mal an der Blase operiert worden, um die Harnröhre zu verlegen und damit die »Grundlage« der Infektanfälligkeit zu beseitigen. Leider hatte die vom Professor Oberarzt ausgeführte Operation nicht den gewünschten Erfolg gehabt. Nun hatte der Klinikchef das Kind selber noch einmal nachoperiert, um es »richtig zu machen« und damit das Problem endgültig zu lösen. – Und nun war es wenige Wochen nach dieser zweiten Operation schon wieder die dritte Antibiose, weil sich die Entzündungsneigung wohl doch nicht operieren ließ.

Ob ich vielleicht etwas für das arme Kind tun könnte, auch wenn die Eltern nicht an meine Therapien glauben? So könne es doch nicht weitergehen!

Einige Wochen später wurde mir die Kleine von ihrer Großmutter in der Praxis vorgestellt. Ein aufgewecktes süßes Mädchen mit großen Augen und dunklen Haaren. Ob ihr etwas weh tue? »Immer der Bauch und da unten!«

Die allgemein-internistische Untersuchung war unauffällig bis auf den insgesamt druckschmerzhaften, geblähten Bauchraum als Reaktion auf chronische Dysbiosen, Allergien und Nahrungsmittelunverträglichkeiten. –»Ja! Heuschnupfen hat sie auch im Frühjahr!«

Die rechte Schulter stand zu hoch als Hinweis auf die Medikamentenbelastung der Leber und ihre Fußgewölbe waren bereits zu Plattfüßen eingesunken. – Das ist ein Hinweis auf Funktionsstörungen der Fuß- und Wadenmuskulatur, die durch das dauer-

75

hafte Krankheitsgeschehen sowie durch die beiden Operationen mit Vollnarkose im Abstand von nur vier Monaten massiv durch Stress gestört war.

Bei der AK-Testung zeigten sich alle Testmuskeln und Meridiansysteme gestört, ebenso die Therapielokalisationen im Bauchraum. Die Candida-Nosode[23] stabilisierte den Muskeltest, konnte also als Hinweis auf die Ursache-Wirkungsbeziehung den krankhaften Befund ausgleichen.

Daher verordnete ich ihr zunächst das Reha 1 Paket. Wegen des akuten Blasenbrennens bekam sie zusätzlich noch ein homöopathisches Komplexmittel.

Nach knapp vier Wochen sah ich die Kleine wieder: Ein strahlendes Kind ohne Bauch- und Blasenschmerzen. Die Nachtestung ergab außerordentlich gute Ergebnisse der Meridianregulation. Es folgte die schrittweise Dünn- und Dickarmsanierung über zwei weitere Monate. Seither springt das Kind auf gut geformten Fußgewölben munter durchs Leben.

Krank durch fehlende Nährstoffe

Nährstoffmangel: Oft lange unentdeckt

Dass ein in seiner Verdauungs- und Aufnahmeleistung langfristig gestörter Darm zu einer unzureichenden Versorgung mit Nährstoffen aus der Nahrung führt, ist naheliegend. Interessanterweise kann ein beginnender, ernährungsbedingter Nährstoffmangel dabei über lange Zeit unbemerkt bleiben. Der Grund dafür liegt meiner Ansicht nach in der »orthomolekularen Zentralisation« und den bewundernswerten Kompensationsmöglichkeiten biologischer Systeme.

Ähnlich wie sich unser Körper bei einem starken Blutverlust oder Schock darauf konzentriert, lebenswichtige, zentrale Organe vorrangig mit Blut zu versorgen, hat der Körper offenbar die Fähigkeit, in Mangelsituationen dringend benötigte Nährstoffe dort zu konzentrieren und zur Verfügung zu stellen, wo sie zum Überleben besonders gebraucht werden.

Durch dieses Notprogramm fällt der Mangel in den meisten Fällen zunächst weder bei den üblichen Laboruntersuchungen noch anhand allgemein sichtbarer und verstandener Änderungen der Grundregulation auf. Dennoch ist der Körper oft bereits schon länger auf dem Weg aus der gesunden Regulationsfähigkeit heraus in die Entwicklung von Krankheiten.

Dezente Vorzeichen einer solchen Veränderung können sein:

➢ trockene, rissige Haut an den Händen, Füßen oder um den Mund

➢ Hautveränderungen am ganzen Körper mit schuppenden Ekzemen

➢ muskuläre Störungen, die sich als Beinlängendifferenz oder als Senk-Spreizfuß äußern

➢ Bissstörungen (sog. craniomandibuläre Dysfunktion, CMD) mit knackenden oder schmerzenden Kiefergelenken

➢ Fußdeformitäten mit Zehenballenveränderungen oder Knicksenkfüße sind für den Laien oft der sichtbarste Ausdruck massiver, durch orthomolekularen Mangel verursachter Muskelstörungen der Unterschenkel.

➤ Ein deutlicher Hinweis auf einen Nährstoffmangel sind aber auch Allergien und Schmerzen.

Zunahme von Krankheiten bei Kindern durch falsche Ernährung

Krankheiten bei Kindern nehmen zu

Wer von Ihnen noch in den 1950er-Jahren zur Schule ging oder in der ehemaligen DDR aufgewachsen ist, ist sich meist ziemlich sicher: Der gefühlte Krankenstand im Kindergarten, bei Mitschülern in der Grund- und weiterführenden Schule sowie in der Berufsausbildung war früher wesentlich geringer als heute.

An wie viele Kinder mit Neurodermitis, Allergien, Migräne oder Knieschmerzen oder Kinder, die dauernd Medikamente einnahmen und krank zu Hause waren, erinnern Sie sich? Es dürften sehr wenige sein.

Das bestätigen auch internationale Studien:

➤ Zwischen 1960 und 1980 hat sich die Zahl der Kinder mit chronischen Krankheiten und Behinderungen verdoppelt (Newacheck et al. 1984).

➤ In 23 % aller Familien lebt mindestens ein chronisch krankes Kind, z. B. mit Allergie, Neurodermitis oder Asthma (Bergmann et al. 1998, Familienbefragung des Robert Koch-Institutes).

➤ 14, 7 % der Schulkinder zwischen dem 14. und 16. Lebensjahr litten in einer 1993 durchgeführten Studie unter Neurodermitis.

➤ 13, 5 % der Kinder zwischen 12 bis 16 Jahren hatten Heuschnupfen.

➤ 34 % aller Kinder in den ersten zwei Lebensjahren hatten Zeichen chronischer Erkrankungen.

➢ Jedes Kindergartenkind hat heutzutage rund vier bis sechs therapiepflichtige Infekte im Winterhalbjahr, die regelmäßig mit Antibiotika behandelt werden.

Schlechte Ernährung bei Kindern

Gleichzeitig beobachten wir eine unzureichende Versorgung der Kinder mit für ihre Gesundheit unverzichtbaren Nährstoffen:

➢ Wiener Schulkinder litten bei einer vor wenigen Jahren durchgeführten Untersuchung unter einer bis zu 60 %igen Unterversorgung mit Spurenelementen wie Zink und Selen sowie mit Omega-Fettsäuren.

➢ 70 % der untersuchten Kinder essen zu wenig Frischobst mit Vitamin C.

➢ Aber: 75 % der Kinder essen zu viele Transfette in Fast Food und Schokolade.

Nährstoffmangel als Krankheitsursache bei Kindern

Was macht unsere Kinder heute so krank?

Neben dem Rückgang des Stillens – im ersten Monat werden ca. 50 % gestillt, im vierten Monat sind es nur noch ca. 30 % spielt Ersatzkost eine wichtige Rolle! Statt zu stillen bekommen die Kleinen meist künstlich hergestellte Flüssignahrungen und Gläserkost. Obwohl diese Kost theoretisch ausgewogen sein sollte, fehlen wichtige Orthomolekularia von natürlichen Vitaminen über Spurenelemente bis zu Omega-3- und -6-Fettsäuren – nicht zuletzt wegen der eindeutig zu geringen DGE[24]-Empfehlungen. Hinzu kommt, dass diese künstlichen Nahrungsformen offenbar zur Zunahme von therapiepflichtigen Verdauungsstörungen, Blähungen und chronischen Fehlbesiedelungen im Darm führen, nicht zuletzt durch das krank machende Rapsöl, das heute in den meisten Babygläschen enthalten ist!

Doch Stillen allein reicht nicht. Wenn Mütter vor und während der Schwangerschaft und Stillzeit nicht ausgewogen ernährt und orthomolekular versorgt werden, können sie lebenswichtige Nährstoffe auch nicht mit ihrer Muttermilch an den Säugling weitergeben. Dass die Unterversorgung der Muttermilch mit Nährstoffen ein relevantes Problem ist, zeigt sich bei mir regelmäßig in der Praxis:

Mehr als 80 % der Kinder mit Abwehrschwäche, Neurodermitis und Asthma sprechen innerhalb weniger Wochen auf eine ausgewogene hoT gut bis sehr gut an.

Praxisfall: Kindlicher Virusinfekt unter Antibiotika – besser mit Zink!

Trotz mehrfacher Antibiotikagaben hatte das sechs Monate alte Arztkind nun schon ca. zwölf Wochen einen gemischten bakteriell-viralen Infekt. Aktuell litt es unter Husten mit zähem, eitrigem Nasensekret und ließ die Eltern keine Nacht mehr schlafen.

Jeweils zwei Kapseln Spurenelemente und Vitamin B-Komplex plus verhalfen dem Kind innerhalb von acht Stunden zu einer freien, trockenen Nase und den Eltern zu einer durchschlafenen Nacht – der ersten seit drei Monaten! Dass der zuvor skeptische Kollege seither von dieser Therapieform überzeugt ist, liegt auf den Hand.

Ein zusätzlicher Hinweis ist an dieser Stelle wichtig:

Seinerzeit enthielt jede einzelne dieser Kapseln neben anderen Orthomolekularia 25 mg reines Zink. Durch den EU-Gesetzgeber ist die Höchstmenge des »Gefahrenstoffs Zink« inzwischen auf 10 mg Zink pro Kapsel gedeckelt.

Der Säugling erhielt also in acht Stunden 100 mg Zink – und wurde einfach spontan und ohne Nebenwirkungen gesund! Das ist offenbar in unserer Antibiotikagesellschaft unerwünscht, nicht wahr?

Psychosomatisch? – Also selber schuld!

Nährstoffe und Psychosomatik

Die Psychosomatik ist die Lehre von den Wechselbeziehungen zwischen Seele, Geist und Körper. Dabei werden lineare Übertragungen von seelischen Störungen auf das Soma (Körper) untersucht bzw. unterstellt.

Die umgekehrte Übertragung müsste entsprechend Somatopsychik genannt werden. Diese Ursachen-Wirkungsbeziehung wird regelmäßig medizinisch fehlgedeutet. Chronisch Schmerzkranke werden gern als ursächlich psychiatrisch auffällig beurteilt. Die Schmerzen seien dann Folge einer Depression, Dysphorie oder ähnlicher Krankheitsbilder. – 90 % aller psychosomatisch Kranken meiner Praxis halte ich für körperlich chronisch krank und psychisch völlig gesund!

Aber wenn Sie monate- oder jahrelang unklare wechselnde Schmerzen haben, gegen die Ihnen weder Schmerzspezialisten noch Operationen noch Universitäten helfen können/wollen, dann zweifeln Sie zuletzt an sich selber, nicht wahr?

Und Ihre Therapeuten?

Welcher Therapeut hat denn jemals mit Ihnen überlegt, wann und in welchem ganz konkreten Zusammenhang Ihre linke Schulter, dann das rechte Knie, dann der Rücken, dann die Hüfte, dann der ganze Bauch … weh tut? – Wir arbeiten dann gemeinsam zumeist in wenigen Minuten Ihre »bewusste, gesunde Ernährung« ab … und Sie hören von mir ein ums andere Mal, dass Sie offenbar regelmäßig Müll essen, der Ursache Ihrer wechselnden Übel ist.

Ihr Kaffee kommt aus Aluminiumkapseln, aus einer Plastikmaschine, Sie braten in Teflonpfannen, transportieren Ihr Essen zur Arbeit in Tupper, schlafen in immer noch stinkenden Vinyltapeten- oder Ikea-Ausstattungen? – Und da wundern Sie sich, dass Sie krank sind und Ihre gehetzten Kassenmediziner keine

Sekunde an Ihr häusliches Verhalten verschwenden? Zeit zum Nachdenken auf Kasse?

Zig-Tausende für Operationen und Biologicals, die ganz sicher Ihre Gesundheit ruinieren – das zahlt Ihre Kasse gern.

Aber Zeit zum Nachdenken beim Arzt?

Ärztliche Kunst ist im Zeitalter der LeiDlinien, die auch die Psychosomatik regeln, out!

Erst heute beginnt zunehmend ein schulmedizinisches Verständnis derart komplexer Krankheitszustände, die aktuell mit dem Begriff ›Silent Inflammation‹ belegt werden. Silent Inflammation ist die stille, chronische Entzündung, primär meist verursacht durch ein Fastfood belastetes Reizdarmsyndrom.

Die Folgen zeigen sich z. B. an den Venen in den Beinen bis zur Thrombose, bei verkalkenden Herzkranzgefäßen vor dem Infarkt, in den überschüssigen, durch Fastfood-Chemikalien belasteten Fettmassen bei deutlichem Übergewicht durch erhöhte Entzündungswerte im Blut.

Aber Silent Inflammation zeigt sich auch an Arthrosen, Ekzemen, Neurodermitis oder Parodontitis, die sich langsam entwickeln und z. B. unauffällig den Zahnhalteapparat oder Ihre Gelenke zerstört.

Gelenkverschleiß? Das ist orthopädischer Unsinn! Genauso wie das Schmerzgedächtnis! Gäbe es wirklich ein Schmerzgedächtnis, dann könnte ich nicht täglich oft mehrmals spontan schon lange bestehende Schmerzen mit unseren Reinsubstanzen löschen – in wenigen Sekunden, in jedem Alter, an jedem Gelenk! – Und die asthmatische Atmung kann sich darunter ebenso spontan verbessern wie eine verschwollene Nase frei wird.

Bitte folgend Sie jetzt schrittweise meinem in den 1990er-Jahren entwickelten Denkmodell der Psychosomatik mit seinen Wechselwirkungen vom Soma über einen chronischen Schmerz zur Seele und weiter – bis zur Heilung!

Nach meinen Praxiserfahrungen ist die Psyche letztendlich Spiegelbild einer mehr oder minder gestörten hormonellen Regulation, die auch Ängste und Panikreaktionen steuert. Das wird

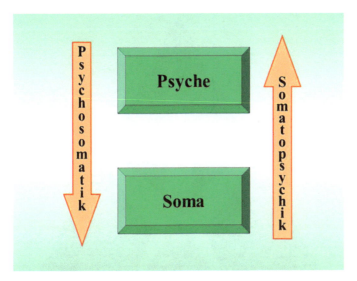

Abb. 12: Körper (Soma) und Psyche beeinflussen sich gegenseitig. Psychisch bedingte körperliche Symptome fallen in den Bereich der Psychosomatik. Wenn psychische Beschwerden körperlich (somatisch) bedingt sind, könnten wir dies als Somatopsychik bezeichnen.

z. B. bei der schnellen Heilung eines Prämenstruellen Syndroms (PMS) besonders augenfällig. Die erfolgreiche Behandlung einer PMS-Patientin besteht in zunächst vier Wochen hoT-Basisversorgung mit dem Reha 1 Paket plus ADEK. Danach haben mehr als 50 % der Frauen keine Menstruationsbeschwerden und keine hormonellen Dysbalancen mehr. Dann sind sie wieder aktiv, voll belastbar und voller Lebensfreude – in wenigen Wochen! Lichtscheu? Depression? Ängste? Panik? Psychosomatik …?

Aus der Applied Kinesiology (AK) kennen wir die sogenannte »Triade of Health«– das sogenannte Gesundheitsdreieck, das im Idealfall ein gleichschenkliges Dreieck bildet (dunkel dargestellt). Die Basis bildet das Soma / die Körperstruktur, der linke Schenkel wird durch die Chemie / Nahrung, der rechte durch die

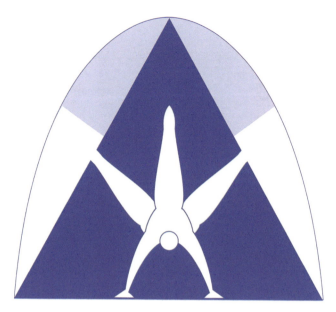

Abb. 13: Lebensenergie und Gesundheitsdreieck

Psyche / Seele gebildet. Nur wenn die chemischen Einflüsse, d. h. die natürlichen, reinen Nährstoffe in einem physiologisch ausgewogenen Verhältnis zum Bedarf des Körpers stehen, können sich Struktur und Psyche im Einklang ausbalancieren. Diese gesunde Balance zeigt das Logo in Abb. 13, das von der alles umfassenden Lebensenergie überwölbt wird.

Nicht berücksichtigt wird bei dem Gesundheits-Dreieck die Energie, die erst das Leben ermöglicht: Die Energie als Wechselwirkung von Magnetfeldern ebenso wie die göttliche Energie (Abb. 14), die Energie der Sonne oder die Aura-Energie, die analog zum »Thierischen Magnetismus« (nach F. A. Messmer, 18. Jh.) zwischen lebenden Organismen, aber auch z. B. durch chemische Elemente wie magnetisches Eisen übertragen wird. Diese körpereigene, elektromagnetische Schwingungsenergie wird z. B. in der

84

Osteopathie, beim Shiatsu und Reiki oder bei anderen manuellen Verfahren wie der Akupressur von energetisch gut ausgeglichenen Therapeuten erfolgreich zur Behandlung genutzt.

Ganzheitliche Sicht auf die Psychosomatik

Diese Energie mit ihren elektromagnetischen Wechselwirkungen zwischen Patient und Therapeut ist es sicher auch, die den erfolgreichen Masseur auszeichnet, die über die streichelnde Hand der Mutter das weinende Kind beruhigt – oder durch Pusten auf eine »schlimme Stelle« selbst starke Schmerzen sofort löschen kann.

Unter Berücksichtigung meiner bisherigen Hinweise und Definitionen stellt sich das komplexe Wechselspiel folgendermaßen dar:

➢ Soma – Struktur
  • Somato-Psychik
  • Somato-Chemik
➢ Psyche – Seele
  • Psycho-Somatik
  • Psycho-Chemik
➢ Chemie – Ernährung
  • Chemo-Somatik
  • Chemo-Psychik

Wir alle kennen Bilder, die uns den Zusammenhang von Psyche und Körperstruktur offenbaren, die mit den Stichworten »Psycho-Somatik« und »Somato-Psychik« in ihren Wechselbeziehungen zu beschreiben sind:

➢ Dazu gehören die durch Stress aktivierte Allergie, das Belastungsasthma oder Durchfälle, aber auch der in den Nacken geworfenen Kopf und die ausgebreiteten Arme des strahlenden Siegers als Ausdruck positiver Empfindungen!
➢ Wie auch die bei Angst und Schmerz fließenden Tränen mit

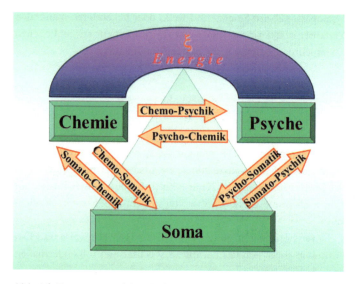

Abb. 14: Zusammenspiel zwischen Körper (Soma), Psyche und chemischen Substanzen. Auch unsere Körperenergie spielt hier eine ganz zentrale Rolle.

hängenden Schultern und dem gebeugten Kopf bei Trauer – oder die Panikreaktion mit muskulärer Verkrampfung!

Wir alle kennen Bilder, die uns den Zusammenhang von Körperstruktur und Chemie offenbaren, die mit den Stichworten »Somato-Chemik« und »Chemo-Somatik« in ihren Wechselbeziehungen zu beschreiben sind:

➤ Ein gebrochener Arm, ein Bandscheibenvorfall oder eine »verschlissene Hüfte« haben chemische Stoffwechselveränderungen im Körper zur Folge.

➤ Wundheilung und Schmerzmediatoren (= Botenstoffe im Körper, die den Schmerzprozess anzeigen), die zur Herstellung und Steuerung Orthomolekularia (s. »Chemie« in Abb. 17) verbrauchen, spiegeln die Somato-Chemik wider.

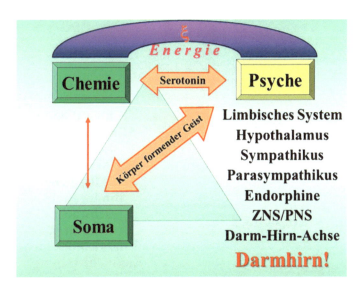

Abb. 15: Wechselwirkungen der Psyche mit Chemie und Soma. Bei-
spielsweise verändern Angst oder Panik durch Stresshormone die
Chemie des Körpers – aber z. B. auch die Haltung, wie hängende
Schultern eines traurigen Menschen zeigen. (ZNS = Zentrales
Nervensystem; PNS = Peripheres Nervensystem)

➤ Auf der anderen Seite gibt es Menschen, die aufgrund ihrer
   maßlosen, scheinbar unbegrenzten Fettsucht auffallen und
   selber gar nicht wissen, dass ungesundes Fett Mitursache von
   Silent Inflammation ist. Extremes Übergewicht ist für mich
   nur mit Fastfood vorstellbar – nie mit Vollwertkost! Struktu-
   relle Probleme wie fehlende Zähne führen langfristig stets auch
   zu Veränderungen der Verdauung (Digestion) und damit der
   Chemie unseres Körpers.
➤ Schlechte Zähne, hässliches Äußeres mit Hautflecken, Ekzemen, immer wieder Migräne, Gelenkschmerzen, Bauchweh
   usw. drücken langfristig auf die Stimmung. Verursachen eine
   psychosomatische Depression …

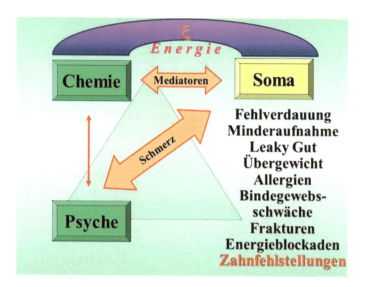

Abb. 16: Wechselwirkungen zwischen unserem Körper (Soma) und Chemie auf der einen, bzw. unserer Psyche auf der anderen Seite. Ist das Soma gestört, z. B. durch einen Hammerschlag auf den Daumen, dann spritzt das Blut – und auch die Tränen. Das Blut gerinnt und langsam beginnt die Heilung ... die Tränen trocknen ... Chemie und Psyche werden wieder in Harmonie gebracht!

Wir alle kennen Bilder, die uns den Zusammenhang von Chemie und Psyche offenbaren, die mit den Stichworten »Chemo-Psychik« und »Psycho-Chemik« in ihren Wechselbeziehungen zu beschreiben sind:

➢ Chemo-Psychik? Bei Ihnen unbekannt?

➢ Dann denken Sie bitte mal an die Menschen, die Sie nach Feiern betrunken torkeln sahen und die am nächsten Arbeitstag schon äußerlich sichtbar lädiert zur Arbeit erschienen – wenn überhaupt! Alkohol ist wie halluzinogene Drogen ein schnell wirksames Zellgift. E-Stoffe benötigen für ihr Zerstörungswerk an Ihrer Gesundheit länger. Tödlich wirksam sind sie allemal, wie

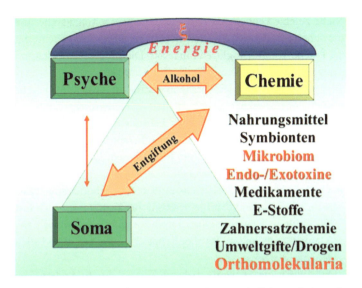

Abb. 17: Chemische Substanzen aus Nahrung, Medizin und Umwelt belasten gleichermaßen Körper und Psyche – und sie tragen als Orthomolekularia wie oben beschrieben zur Heilung von Psyche und Soma bei.

die rasante Zunahme von Krebserkrankungen und Allergien in den letzten 35 Jahren zeigt.

➤ Ein längerer Mangel an Nahrung führt zu Schwäche, aber auch zu Störungen im Denken und zu einem allgemeinen Abbau von Körpergewebe.

➤ Da ist der Frustesser, der unter psychischen Belastungen ständig mit Heißhungerattacken und seinem Gewicht kämpft. Er kann aber auch Opfer seines Mikrobioms, seiner verpilzten Darmflora sein, die ihm sofortigen Zucker- bzw. Süßigkeitenkonsum diktiert.

➤ Auf der anderen Seite steht der Asket. Der wiederum lässt seinen Geist über körperliche Bedürfnisse triumphieren und hat sowohl seine oralen als auch seine geistigen Bedürfnisse »voll im Griff«!

Nicht zuletzt kennen wir den Zusammenhang von Psyche und Immunologie, der sich inzwischen als eigene Forschungsrichtung, der Psycho-Immunologie, etabliert hat. Die Psychopharmaka sind ein weiterer Aspekt dieser Wechselbeziehungen.

Auf jedes der drei Elemente Körperstruktur – Chemie – Psyche können wir inzwischen gezielt medizinisch einwirken:

➤ Störungen der Körperstruktur behandeln wir mit der Haltungstraining, Osteopathie, Chirotherapie, einem Bionator oder Krankengymnastik, mit Bissschienen, Orthesen oder in der Chirurgie mit Operationen.

➤ Für Störungen der Seele stehen uns u. a. Psychotherapie, Ordnungstherapie und Familientherapie zur Verfügung. Auch mit Bachblüten, Klängen, Düften und Energien können wir einer kranken Seele helfen. Psychopharmaka sind in fast allen Fällen fehl am Platze!

➤ Störungen der Chemie behandeln wir durch Änderungen unserer Nahrung. Dazu gehören Diätformen ebenso wie verschiedenen Fastenformen oder die hoT.

➤ Weitere Möglichkeiten sind die Allopathie, die Antibiose oder die Chemotherapie, die alle gezielt über chemische Eingriffe in Stoffwechselvorgänge des Körpers versuchen, neue kybernetische Gleichgewichte aufzubauen. Die letztgenannten jedoch regelmäßig mit mehr oder minder starken bis tödlichen Nebenwirkungen.

➤ Der fließende Übergang der drei scheinbar konträren Ansätze wird durch energetisierte oder energetisierende Therapeutika wie z. B. Homöopathika, Bachblüten, Edelsteine oder direkte Energie in Form von Magnetfeldern, Mikrowellen, Vibrationsmassagen und energetische Felder (z. B. Reiki, Messmerismus) hergestellt.

Die Verknüpfung von Psyche und Soma – Geist und Körper – erfolgt über Nervenbotenstoffe (Neurotransmitter). Diese werden u. a. aus Nervenzellen des Limbischen Systems oder aus hormonaktivem Nervengewebe wie dem Hypothalamus und der Hypophyse abgegeben. Allerdings werden mindestens ebensoviele Nervenbotenstoffe wie im Kopf/Gehirn im »Darmhirn« gebildet. Als Darmhirn bezeichnen wir gern das Nervennetzwerk in und um unsere Innereien, das die direkte Kommunikation zwischen hochwertigen Speisen, geordneter biologischer Verdauung und Stoffaufnahme sowie einem ungestressten, freundlich stimmenden Gehirnstoffwechsels garantiert.

Die Aktivitäten und Interaktionen dieser Zentren können sowohl von Nahrungsmittelchemikalien als auch durch Schwermetalle wie Quecksilber aus Amalgam, Feinstaub oder Blei aus Luft und Trinkwasser oder Cadmium aus Tabakrauch gestört werden.

Hier spielt Selen als Antioxidans und Neutralisator der Schwermetallionen eine wichtige Rolle. Durch die Bildung z.B. von schwer löslichen Quecksilberselenit-Verbindungen kommt es zu einer physiko-chemischen Neutralisation des giftigen Ions im Gewebe. Fehlt Selen im Körper, belasten Quecksilber-Vergiftungen unsere kybernetische Steuerung wesentlich stärker – unter Umständen bis zur Unfruchtbarkeit.

Die hormonelle Regulation umfasst das Zusammenwirken von Epiphyse, Hypophyse, Schilddrüse, Nebenniere, Eierstöcken und wahrscheinlich auch der Bauchspeicheldrüse sowie des Thymus. Außerdem sind die o.a. Kerngebiete des Hirnstamms an der Abstimmung beteiligt. Zwischen allen Stationen dieser Regulation gibt es rückkoppelnde Wechselwirkungen wie bei einem Mobile. Ist das zu stark aus dem Gleichgewicht gebracht, dann können sich manche Fäden verheddern …

Sind diese kybernetischen Verknüpfungen gestört, hat der Körper intern zusätzlichen, äußerlich unerkannten Stress!

Die oben genannten Neurotransmitter sind meistens Verbindungen aus Cholesterinabkömmlingen und Eiweißen. Stress führt deshalb automatisch zu einer erhöhten körpereigenen Cholesterinsynthese als Vorstufe dieser Verbindungen. Für deren physiologische Bildung und Regulation sind u.a. ungesättigte Fettsäuren erforderlich. Das erklärt die Besserung psychosomatischer Stressstörungen sowie eine Senkung des Cholesterinspiegels unter der regelmäßigen Zufuhr hochwertiger Omega-Fettsäuren.

Das zur Herstellung der Nervenbotenstoffe notwendige Eiweiß wird zum Teil über die Nahrung aufgenommen und zum Teil vom Körper selbst gebildet. Dafür benötigen wir neben essentiellen Eiweißen, die bei ausgewogener natürlicher Ernährung meist durch Fleisch, Milchprodukte, Hülsenfrüchte und Gemüse ausreichend zugeführt werden, Mineralstoffe, Zink und Magnesium als Katalysatoren.

Zink ist neben Mangan und Chrom unverzichtbar für die Wechselwirkungen der Hormondrüsen sowie für die Mobilisierung, Entgiftung und Ausleitung von Gewebeschlacken in der Grundsubstanz aller Gewebe.

Zentralisation – Orthomolekularia und Blutkreislauf

Fettlösliche Gifte werden in Verbindung mit Omega-Fettsäuren gelöst und über die Leber entgiftet. Die Ausleitung funktioniert aber nur, wenn die orthomolekularen Speicher gut mit Vitaminen, Spurenelementen und Mineralstoffen gefüllt sind. Ist das nicht der Fall, leitet der Körper die relativ zu geringen Ressourcen dorthin, wo sie gerade am nötigsten gebraucht werden – die orthomolekulare Zentralisation.

Einen ähnlichen Mechanismus kennen wir von der sogenannten Zentralisation des Blutes beim Kreislaufschock, bei der lebenswichtige innere und das Gehirn bevorzugt durchblutet und mit Nährstoffen und Sauerstoff versorgt werden. Auch sonst wird die Durchblutung immer wieder an den aktuellen Bedarf angepasst:

➤ Verdauung führt zur einer vermehrten Durchblutung der Verdauungsorgane,

➤ Sport zu einer verstärkten Muskeldurchblutung und

➤ Denken zu einer vermehrten Durchblutung aktivierter Hirnareale.

Vergleichbare Regulationen können wir heute durch sogenannte SPECT-Untersuchungen des Gehirns oder der Lunge radiologisch sehr schön sichtbar machen. Ist diese Regulation gestört, kommt es zu somato-chemo-psychischen Wechselwirkungen z. B. mit dem Immunsystem. Die allgemein zu beobachtende Konsequenz ist der Anstieg von Nahrungsmittel-Intoleranzen und Allergien.

Genau hier setzt die hoT ein. Durch das Angebot reiner essentieller Nährstoffe wird die Nahrung biologisch aufgewertet. Eine effiziente Verdauung und Entgiftung im Körper werden durch das Abdichten des undichten Darmes (Leaky Gut) durch reine Orthomolekularia erst ermöglicht.

Nach umfassender Ausleitung sogenannter Schlackenstoffe steht die Grundsubstanz wieder als schwingungsfähiger Puffer für regulative Prozesse zur Verfügung. Alle Informationssysteme im Körper können dann im Netzwerk wieder frei und effektiv zusammenarbeiten. Das führt neben einer sichtbar verbesserten Muskelfunktion mit geringeren Verletzungsrisiken zu einer besseren hormonellen Geweberegulation.

Dank der Wechselwirkungen zwischen hoT und Psyche / Soma lässt sich eine signifikante Funktionsverbesserung z. B. im Rahmen einer Hormonuntersuchung in Abhängigkeit vom bisherigen Zyklusverlauf nachweisen. Dabei sehen wir oft unter nur zwei bis drei Monaten Therapie nach zuvor instabilen Zyklen ohne Eisprung einen regelmäßigen stabilen Zyklus mit regelrechtem Eisprung. Polyzystische Ovarien – Eierstöcke mit z. T. großen Zysten – saniert der Körper ebenso ohne Operation wie er unter gesunder Bio-Frischkosternährung innerhalb von wenigen Monaten wieder eine normale Fruchtbarkeit zeigt – bei Frau und Mann! Unsere älteste »Mutter« war bei Entbindung 45 Jahre alt.

Die Aura der Patientin als äußerer Ausdruck psychosomatischer und energetischer Wechselwirkungen erstrahlt neu und Schmerzen oder Bewegungseinschränkungen als Ausdruck eines gestörten Somas lösen sich spontan in Nichts auf. Das Bild der Haut verbessert sich ebenso wie die Haltung, die Haare erhalten neuen Glanz, die Augen strahlen plötzlich wieder.

Was wir bei diesen Veränderungen äußerlich beobachten, sind die folgenden Wechselwirkungen:

➤ Sympathikus und Parasympathikus sind als Gegenspieler maßgeblich an einer ausgeglichenen Funktion des Immunsystems, am Aufbau und Abbau, an Wachen und Schlafen, an Hunger, Durst und Sättigung und allen Stoffwechselprozessen beteiligt. Bei Frauen steuern sie den weiblichen Zyklus und damit unser Leben von der Empfängnis über eine Schwangerschaft bis zur Geburt –und letztlich für uns alle bis zum Tod.

➤ Das Limbische System mit seiner Wirkung auf die Psyche mit den kybernetischen Vernetzungen innerhalb der alten Hirnregionen, die die Wachheit, die geistigen Fähigkeiten sowie die mentale Haltung langfristig positiv oder auch negativ beeinflussen.

➤ Der Hypothalamus wirkt mit seinen kybernetischen Vernetzungen auf das Soma, die hormonelle Regulation, die Verdauung und Abwehrsysteme sowie auf den Muskeltonus, die Herz-Kreislauf-Regulation, die Atmung usw.

Wird der Körper nach einer allgemeinen Verbesserung der Grundregulation durch eine orthomolekulare Darmsanierung (ODS) weiter entlastet, dann können in wenigen Wochen chronische Herde ausheilen und muskuläre Ungleichgewichte z. B. der Kaumuskulatur ausgeglichen werden. Dadurch verbessert sich die Funktion der Kiefergelenke und über Wechselwirkungen die Funktion der Halswirbelsäule. Ausgeglichene Muskelkräfte an der Halswirbelsäule stabilisieren die ganze Wirbelsäule bis zu den Ileosakralgelenken, die zukünftig nicht mehr blockiert sein werden.

Beinlängendifferenzen verschwinden dann genauso wie schiefe Schultern oder chronische Schmerzen und die »psychosomatische Blockierung« mit depressiven Verstimmungen weicht neuer Lebensfreude!

Das wird bei mehr als 70 % der meist chronisch Kranken in meiner Praxis immer wieder innerhalb von wenigen Wochen oder Monaten offensichtlich. Diese Zusammenhänge konnten darüber hinaus in der Sportstudie in Wolfsburg 2011 eindrucksvoll bestätigt werden.

➤ Bewegungstests zeigen eine verbesserte Muskel- und Gelenkfunktion als Ausdruck einer besseren Regulation.

➤ deutlich messbare, bis zu 50 % höhere sportliche Leistungsfähigkeit bei erniedrigtem Laktat unter niedrigerer maximaler Herzfrequenz

➤ verbesserte hormonelle Regulation mit nachgewiesenen Eisprüngen oder neuerlichen, regelmäßigen und normalen Menstruationen bei Frauen in den »Wechseljahren« im Alter von 38 bis 52

➤ äußerlich sichtbare Zeichen der Entschlackung wie glatte, rosig gut durchblutete Haut, Gewebestraffung bei Bindegewebsschwäche, entspannte aufrechte Haltung und offener Blick

➤ Die Patienten blühen auf, sie fühlen sich belastbarer gegenüber Stress und Umweltnoxen.

➤ Selbst »unheilbare« chronische Schmerzzustände verschwinden in mehr als 80 % der Fälle dauerhaft.

Eine so eingesetzte biologische Aufwertung der Ernährung mit Reinsubstanzen und ausreichender Frischwassermenge in Verbindung mit einer biologischen Frischkosternährung wirken oft in wenigen Wochen wie ein Jungbrunnen – bei 40-Jährigen im Hormonstress ebenso wie selbst bei 80-Jährigen!

Je nach Ausgangssituation können zur Sanierung eines chronisch regulationsgestörten Körpers ganzheitliche, natürliche Behandlungsmethoden unterstützend kombiniert werden – mit dem sichtbaren Ergebnis neuer innerer Schönheit und einer strahlenden Aura!

Allergie und Schmerz – der Schrei des Körpers nach Orthomolekularia!

Allergiker sind zumeist durch chronische Fehlernährung mit Convenience Food und daraus entstandenen Verdauungsstörungen übersäuert und verschlackt. Sie haben regelmäßig einen chronisch gestörten Darm, der im Laufe der Jahre über chronische Reizzustände und Entzündungen zu einem gravierenden Nährstoffmangel führt. Dass sich eine Allergie gelegentlich auch schneller entwickeln kann, weiß so mancher, der während oder direkt nach einer Antibiotikatherapie oder Impfung Allergien entwickelt hat.

Deshalb erfordert eine ursächliche Therapie bei Allergien und Schmerzen stets eine breite, angepasste Zufuhr von Nährstoffen in einer für den Organismus gut verwertbaren Form sowie eine anschließende Darmsanierung. Das ist bei der konsequent umgesetzten hoT sicher gewährleistet.

Schmerzen einfach löschen – selbst bei Fibromyalgie

Schmerz kann für den, der seine inneren Gesetzmäßigkeiten kennt, ein hilfreiches Signal sein. Alles, was uns der Körper sagt, hat gute Gründe. Doch leider fehlt es gerade »Spezialisten« zunehmend am Interesse und Verständnis für diese Zusammenhänge. Man operiert heute lieber – mit allen bleibenden Problemen!

Wussten Sie, dass im Raum Fulda mit großem Abstand die meisten neurochirurgischen Wirbelsäulenoperationen[25] in Deutschland durchgeführt werden? – Und können Sie sich die Gründe vorstellen? Richtig! Dort gibt es in einem kleinen umschriebenen Bezirk 14 Neurochirurgen! Die können alle nur leben, wenn sie reichlich operieren. Und genau deshalb werden z.B. in einer dortigen Klinik mehr als 15 % aller Wirbelsäulenoperierten mindesten zweimal operiert – obwohl man die zwei Operationen mit einer OP hätte erledigen können. Das sind harte Worte – und harte Fakten, die vom WDR im Juni 2017 publiziert wurden und auch der AOK in Fulda vorliegen! Denken Sie beim fachärztlichen Vorschlag einer Operation immer an die Worte:

Es geht oft nur noch ums Geld[26], das an Ihnen verdient wird – und leider nur noch selten um Ihre Gesundheit!

Die logische Konsequenz solcher Missstände sind immer mehr Patienten, die auf der Suche nach einer echten Lösung ihrer gesundheitlichen Probleme vergeblich unzählige »Experten und Schmerzspezialisten« konsultieren. Das gilt leider nicht nur für orthopädische Patienten, die je nach Region und Orthopädendichte 3–5–8 Orthopäden und 1 bis 2 »Spezialkliniken« mit besonders ausgelobten Schmerzambulanzen von innen kennen.

Ein anderer, scheinbar eleganter Nebenweg von »hochspezialisierten Therapeuten«, die sich keine Gedanken über die wirklichen Zusammenhänge von Patientenproblemen machen, ist der Hinweis auf die psychosomatische Ursache der Probleme, die natürlich im Patienten liegt. Zunehmend höre ich aus Universitäten, dass z. B. Kopfschmerzpatienten »ein ganz seltenes, nicht nachweisbares Virus« in ihrem Kopf hätten, das den Fall so kompliziert und unlösbar macht …

Kennen Sie noch das Märchen von des Kaiser's neuen Kleidern? Ich denke, dies problematische Virus sitzt gelegentlich im Therapeutenhirn!

Wer Schmerzen und ihre Ursachen verstehen möchte, sollte wissen, dass alle Schmerzpunkte z. B. bei der Fibromyalgie logische Verknüpfungen im Meridiansystem haben. All diese Punkte kann man bei fast allen Patienten mittelfristig, d. h. innerhalb von Tagen, Wochen oder wenigen Monaten bis zur völligen Schmerzfreiheit ganzheitlich und ohne Opiate, Cannabis oder krebsauslösenden Biologicals usw. erfolgreich behandeln.

In meiner Praxis werden in der ersten ca. 60-minütigen Behandlung erfahrungsgemäß etwa 80 % der Fibromyalgiepatienten völlig oder zu 95 % schmerzfrei. Schulter-Arm-Syndrome oder Knieschmerzen sprechen ähnlich gut auf die Behandlung an. Das

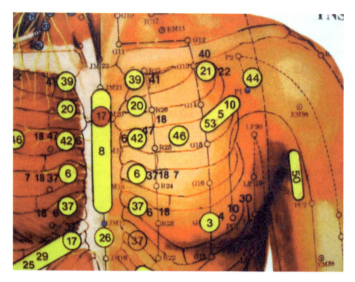

Abb. 18: Die Applied Kinesiology gibt uns Einblick in zahlreiche Verknüpfungen, die sonst verborgen blieben. Beispielsweise sind die oben dargestellten sogenannte Triggerpunkte und Schmerzzonen Zeichen kybernetisch verknüpfter Muskel-Meridian-Organ-Störungen. Sie sind damit Ausdruck eines chronischen Mangels an Orthomolekularia und keine Indikation für Schmerztabletten. (Bildquelle: Dr. med. Hans Garten, www.Drgarten.de)

Ergebnis hält zwar zunächst meist nur wenige Tage an. Es zeigt aber den schmerzgeplagten Patienten, dass sie selbst nach vielen Jahren spontan schmerzfrei werden können, wie gut sich Schmerzfreiheit anfühlt und dass es mit dem sogenannten Schmerzgedächtnis doch nicht so weit her ist. Schmerzfreiheit motiviert zur konsequenten Ernährungsumstellung bei annähernd 95 % meiner Klientel.

Die Schulter ist ein extrem bewegliches, aber auch instabiles Gelenk, das vor allem durch die umliegenden Bänder, Muskeln und Sehen geführt und gestützt wird. Entsprechend sensibel reagiert das Schultergelenk auf Störungen des muskulären Systems,

98

Muskel-Meridian-Organ-Beziehungen
linke Schulter von frontal (vorn)

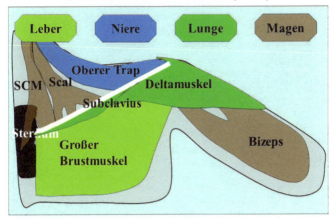

Abb. 19: Muskel-Meridian-Organ-hoT-Beziehungen am Beispiel der linken Schulter. Die Grafik veranschaulicht typische Zusammenhänge der linken Schulter bei der Betrachtung von vorn. (SCM = Sternocleidomastoideus; Oberer Trap. = Oberer Trapeziusmuskel)

die durch Nährstoffmangel und daraus folgenden Meridian-Organ-Störungen bedingt sind.

Praxisfall Sportmedizin: 500 mg Zink am Tag?!

Bei Spitzensportlern kommt es nach Unfällen darauf an, sie schnell wieder ohne hemmende oder unterdrückende Präparate schmerzlos und voll sportfähig zu machen.

Da Sportler oft ihrem eigenen Körper noch weniger trauen als Normalbürger, bedarf es nach erfolgreicher Erstbehandlung mit sofortiger völliger Schmerzlöschung gelegentlich großer Überzeugungsarbeit, dass sie das Gelenk oder den schmerzenden Mus-

Muskel-Meridian-Organ-Beziehungen
rechte Schulter von dorsal (hinten)

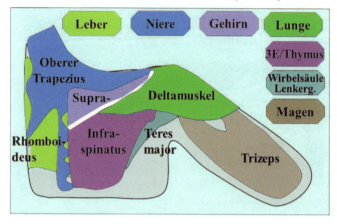

Abb. 20: Bezüge von Muskeln, Meridianen, Organen und Orthomolekularia beim Blick von hinten auf die rechte Schulter (Lenkerg.
= Lenkergefäß; 3E = 3-facher Erwärmer – beides Meridiane)

kel, bei dem der Vereinsarzt einen streng zu schonenden Muskel-
riss oder Muskelfaserriss diagnostiziert hatte, sofort wieder voll
belasten und trainieren können.

Dass mitunter ungewöhnlich hohe Dosierungen sinnvoll und
zielführend sein können, zeigt der folgende Fall:

Die seit Jahren von mir betreute Bootsbesatzung hatte bei den
Vorläufen zur Weltmeisterschaft einen schweren Bootsunfall ge-
habt und war nicht mehr segelfähig. – Und ich war weit weg im
Urlaub in Italien.

Da die Sportlerinnen seit Jahren unter der hoT Erfolge feier-
ten, hatten sie alle notwendigen Produkte für die orale Testung
dabei und konnten an sich selber austesten, was ihre Schmerzen reduziert. Ich empfahl eine Kombination der effektivsten
Schmerzlöscher mit sechsmaliger Einnahme pro Tag und eine

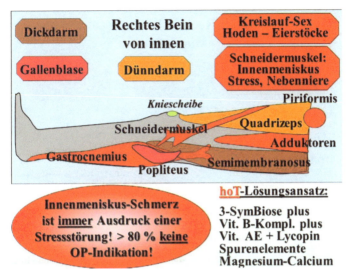

Abb. 21: Beziehungen zwischen Muskeln, Meridianen, Organen und orthomolekularen Substanzen an der Beininnenseite (medial).

Trinkmenge von 5–6 l Wasser über den Tag verteilt. Neben anderem waren 500 mg (!) Zink[27] nach Rücksprache mit mir für drei Tage dabei.

Zwei Tage später gewannen die drei Damen die Silbermedaille der WM! »'n bisschen viel Pinkeln, aber sonst voll o. k.!«, meinten die stolzen Gewinnerinnen beim nächsten Termin.

Knieschmerzen: Kranker Darm und Nährstoffmangel

Knieschmerzen weisen – sofern sie nicht unfallbedingt sind – immer auf Störungen im Verdauungskanal hin. Die Ursachen sind meist Fehlverdauung, Nahrungsmittelunverträglichkeit und ein latenter Mangel an Orthomolekularia. Die beliebte Operation des

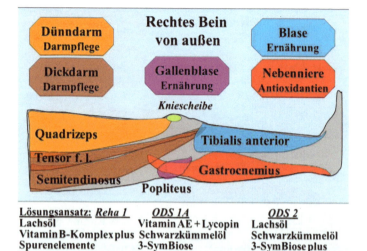

Abb. 22: Beziehungen zwischen Muskeln, Meridianen, Organen und orthomolekularen Substanzen an der Beinaußenseiten (Bein von lateral; Tensor f.l. = Tensor fasciae latae)

Innenmeniskus ist fast immer überflüssig – inzwischen wissenschaftlich in großen Studien mehrfach weltweit belegt!

Vitamine wie Vitamin A, E oder B und weniger Stress sind in der Regel die bessere Alternative!

Durch die oben dargestellten Zusammenhänge wird verständlich, warum der Darm und die Verdauung bei den weit verbreiteten Knie- und Hüftproblemen eine zentrale Rolle spielen. Je nach Lokalisation der Störung bzw. beteiligten Muskeln müssen der Dünndarm, Dickdarm, Gallenblase oder Nebennieren saniert oder mit behandelt werden.

Bei Innenmeniskus-Schmerzen sind vor allem der Musculus sartorius (Schneidermuskel) und damit die Nebennieren betroffen. Hauptaufgabe der Nebennieren ist die Herstellung und Ausschüttung von Stresshormonen. Daher verwundert es nicht, dass ein Innenmeniskus-Schaden stets Folge einer Stressstörung ist, die natürlich nicht durch eine Operation zu beheben ist. Entsprechend überflüssig bis wirkungslos sind die meisten Operationen am Innenmeniskus.

Weit sinnvoller wäre es in den meisten Fällen, statt einer Knieoperation die Stressregulation orthomolekular zu unterstützen. Ausnahmen bestätigen aber auch hier die Regel: Freie Gelenkkörper oder zur Einklappung neigende Meniskusteile müssen sicher operativ entfernt werden.

Das sogenannte Shaven, d.h. die Glättung der Gelenkflächen durch Materialabtrag von den Knorpeloberflächen, ist völlig überflüssig und sinnlos, weil das kein einziges Problem der fortbestehenden muskulären Dysbalancen löst.

Praxisfall wiederholte Patellaluxationen:
Mikrobiom-Pflege mit
Orthomolekularia statt Kniegelenk-OP

Vier Operationen wegen »schlaffer Bänder« an beiden Knien hatte das junge Mädchen schon als kleines Kind erlebt. Nun kam sie, weil sie wieder operiert werden sollte – an beiden Knien. Immer wieder hatten sich die Kniescheiben spontan und völlig unerwartet bei einer »falschen« Bewegung aus ihren Gleitlagern entfernt und saßen höchst schmerzhaft auf der Außenseite der gebeugten Knie. Dann musste das arme Kind in die Klinik gebracht werden, um die Kniescheibe einzurenken. Eine anschließende Gelenkschwellung mit tagelangen Schmerzen war noch das Mindeste, was sie auszuhalten hatte.

Sport war ihr schon lange verboten, »weil das den Knien und Bändern schadet«, hatten ihr verschiedene Professoren in einer orthopädischen Spezialklinik sowie in der Kieler Universität erklärt. Nun hatten die Eltern gehört, dass Patienten mit Knieproblemen in meiner Praxis auch ohne Operation gesund werden könnten.

Die besorgte Mutter hatte einen dicken Stapel von Röntgenbildern und MRT- sowie CT-Aufnahmen dabei und war sehr enttäuscht, als ich mir die Bilder gar nicht ansehen wollte.

Befund und Befinden

Befund und Befinden haben oft gar nichts miteinander zu tun! Das verstehen die Patienten spätestens dann, wenn die Bewegungs- und Ruheschmerzen eines Gelenkes, wie in diesem Fall eines Knies, bei oraler Testung plötzlich völlig ausgelöscht sind bei voller Kraft der anliegenden Muskeln.

»Freie Beweglichkeit und kein Schmerz! Das kann doch gar nicht sein!« – Doch, das ist normal!

»Ja aber … der Knorpelschaden und die Probleme mit dem Gleitlager der Kniescheibe können doch nicht durch Ihre Sachen in meinem Mund so plötzlich repariert sein!«, widersprechen auch ältere Arthrosepatienten gern. Nein, das passiert wirklich nicht und das ist zunächst auch nicht das Ziel. Das dringlichste Ziel ist Schmerzfreiheit!

Nach den Erfahrungen meiner Patienten in meiner Praxis ist jedoch nicht der Knorpelschaden der Grund für den Gelenkschmerz, sondern ganz offensichtlich ein orthomolekularer Mangel. – Denn sonst könnten unsere Orthomolekularia die lange bestehenden Schmerzen nicht spontan löschen.

Bei diesem jungen Mädchen leitete ich nach der oralen Schmerzlöschung unseren ersten Therapieschritt mit dem Reha 1 Paket, mit ADEK und Selen plus Acerola Vit. C ein. Vier Wochen nach der Erstuntersuchung trafen wir uns zum zweiten Mal. Die Abiturientin war zwischenzeitlich fast völlig beschwerdefrei geworden und hätte gern wieder angefangen mehrfach wöchentlich zwischen fünf und zehn Kilometern zu laufen – aber Sport war ihr ja strengstens verboten worden!

Muskeltest – Kinesiologie als Gesundheitskriterium

Die Muskelteste zeigten sehr gute Ergebnisse mit einer umfassend guten Regulation im Meridiansystem. Bei gezielten Muskeltesten beider angewinkelter Knie gab es keinerlei Hinweise auf

Schmerzen und keinen Hinweis auf Lockerungen der inzwischen gestrafften Bänder. Diese hatten sich in der kurzen Therapiezeit ohne Operation schon deutlich verkürzt und gefestigt. Das ist aufgrund der Biochemie und Physiologie für entsprechend Gebildete logisch nachvollziehbar, denn zur Bänderstraffung benötigt der Körper vor allem Vitamin C, das ich der jungen Dame schon im ersten Monat zusätzlich neben dem Reha 1 Paket verordnet hatte.

Unter der ODS 1A mit weiterer Gabe der Spurenelemente, Vitamin B-Komplex plus und dem Selenpräparat für den Dünndarm durfte sie vorsichtig wieder beginnen, auf flachen, geraden Untergründen zu joggen.

»Vorsichtig beginnen!« hatte ich gesagt!

Als wir uns nach insgesamt acht Wochen Therapie wieder sahen, lief sie in ihrer ländlichen Umgebung – »aber immer auf dem weichen Sandstreifen neben dem Asphalt!« zwei bis drei Mal pro Woche jeweils zwei Kilometer weit – völlig ohne Beschwerden.

Nach Abschluss der Therapie etwa sechs Monate später lief sie wöchentlich 30 km, zum Teil auch wieder im Wald oder querfeldein – ohne irgendein Knieproblem.

Das Lernen zum Abitur war ihr wesentlich leichter gefallen als erwartet, sodass sie nach einem ausgezeichneten Abitur in ihren wohlverdienten Auslandsaufenthalt in die USA starten durfte. – Für ein Abi besser als 2 hatten ihre Eltern leichtsinnigerweise ein Jahr USA versprochen – angesichts des zu erwartenden schlechteren Abiturs …

Nur die Ernährung war in den USA etwas umständlicher als zu Hause – weil es in ihrer Gegend kaum gute Ökolebensmittel gab. Aber ein inzwischen gesundetes Ökosystem Darm kann gelegentlich auch mal einen Schlag ins Kontor ab, nicht wahr?

Der orale Test: Zusammenhänge klären – Schmerzen löschen

Mit dem oralen Test lässt sich schnell und einfach anhand der in diesem Buch vorgestellten Muskel-Meridian-Organ-Beziehungen oder mittels AK prüfen, welche hoT-Substanzen wie Vitamine, Spurenelemente oder Symbionten zu einem Schmerzproblem gehören und dem Patienten fehlen. Besonders elegant ist der Test bei Schmerzen, Muskel-Gelenk-Störungen, Bewegungseinschränkungen usw., die sich durch »das richtige Teilchen im Mund« spontan reduzieren bzw. ausgleichen lassen.

Nach erfolgreicher Schmerzlöschung werden diese Substanzen anschließend hoch dosiert gezielt in der Therapie eingesetzt und führen meist innerhalb weniger Tage oder Wochen zur deutlichen Reduktion selbst lange bestehender Schmerzen wie z. B. bei Fibromyalgie.

Beim oralen Test gibt der Therapeut dem Patienten aufgrund bekannter Muskel-Meridian-hoT-Zuordnungen (Abb. 1, Abb. 23) ausgesuchte Substanzen in den Mund und lässt ihn einige Male gründlich kauen. Anschließend wird durch Muskel-Gelenk-Bewegung und ggf. AK-Testung geprüft, ob bzw. wie weit sich die Beschwerden der gestörten Muskeln verändert oder reduziert haben.

Besonders verblüffend ist der Test bei schmerzhaften Gelenken »mit Gelenkverschleiß und Knorpelschaden«. Die mit dem Gelenk verbundenen Muskeln weisen den Therapeuten über Muskel-Meridian-Beziehungen auf gestörte Organe und Nährstoffmängel hin, die mit den Beschwerden in Zusammenhang stehen.

Die »richtige« Substanz löscht dann – in den Mund gegeben und kurz gekaut – den Schmerz völlig aus. – In Sekunden! Ohne Vorkenntnisse mit Testverfahren.

Das kann doch gar nicht funktionieren?

Doch! Durchaus – bis auf ganz wenige Ausnahmen!

Wandlung	Meridian/Organ	Uhrzeit	Muskeln	Präparate der hoT zur spontanen Schmerzlöschung und Therapie (hoT von hypo-A)	Zähne
Holz	Leber	1-3	Pectoralis major sternalis, Rhomboideus	Vit. AE + Lycopin, Vit. B-Komplex plus, 3-SymBiose plus, Schwarzkümmelöl, ADEK, Magnesium-Calcium, Mineral plus, Spurenelemente, Zink, Selen plus Acerola Vit. C, Kalium spe, 3-SymBiose, Lachsöl, Enzyme, Cholagoga wie Ceres Taraxacum ∅	13, 23
Metall	Lunge	3-5	Deltoideus, Coracobrachialis, Levator scapulae, Serratus anterior, Subclavius	Vit. AE + Lycopin, Acerola Zink, 3-SymBiose plus, Vit. B-Komplex plus, Q10 plus Vit. C, Wasser	15, 25, 37, 47
Metall	Dickdarm	5-7	Tensor fasciae latae, Quadratus lumborum; Ischiocrurale: Semitendinosus, Semimembranosus – Organbezug Meridian	3-SymBiose plus, Enzyme, Kalium spe, Eisen plus Acerola Vit. C, 4Vag, ADEK, Vit. AE + Lycopin, Vit. B-Komplex plus, Magnesium-Calcium, Mineral plus, Spurenelemente, Zink, 3-SymBiose, Lachsöl, Schwarzkümmelöl	14, 24, 36, 46
Erde	Magen	7-9	Bizeps brachii, Pectoralis major clavicularis, Nacken-Extensoren, Nacken-Flexoren, Scaleni, Sternocleidomastoideus – Organbezug Nervenschwächen/Grenzstränge	4-Vag anal, Enzyme, 3-SymBiose plus, Acerola Vit. C, Wasser	17, 27, 35, 45
Erde	Milz-Pankreas	9-11	Trizeps brachii, Trapezius pars intermedia, Trapezius pars inferior, Latissimus dorsi	Vit. B-Komplex plus, Enzyme, 3-SymBiose plus, Mineral plus, Acerola Zink, Magnesium-Calcium, Zink, Betain-HCl, 3-SymBiose	16, 26, 34, 44
Feuer	Herz	11-13	Subscapularis	Enzyme, 3-SymBiose plus, ADEK, Vit. AE + lycopin, Vit. B-Komplex plus, Magnesium-Calcium, Mineral plus, Spurenelemente, Chrom, Kalium spe, Lachsöl, Schwarzkümmelöl, 3-SymBiose, Ceres taraxacum comp. und Ceres Hypericum comp. im Wechsel	18, 28
Feuer	Dünndarm	13-15	Quadriceps femoris, Rectus abdominis, Obliquus abdominis	ADEK, Vit. AE + Lycopin, Q10 plus Vit. C, Selen plus Acerola Vit. C, Magnesium-Calcium, Vit. B-Komplex plus, Kalium spe, Spurenelemente, Zink, Lachsöl, Schwarzkümmelöl, Lipon plus	38, 48
Wasser	Blase	15-17	Tibialis anterior	3-SymBiose plus, Enzyme, Vit. B-Komplex plus, Magnesium-Calcium, Spurenelemente, ADEK, Vit. AE + Lycopin, Chrom, Zink, Kalium spe, Lachsöl, Schwarzkümmelöl, 3-SymBiose	12, 22, 31, 42
Wasser	Niere	17-19	Iliopsoas, Trapezius pars superior – Organbezug Auge und Ohr	Acerola Zink, 3-SymBiose plus, 4Vag, Magnesium-Calcium, Kalium spe, Selen plus Acerola Vit. C, Lachsöl, Schwarzkümmelöl, 3-SymBiose, Polyphenole, homöopathische Nieren-Blasenmittel, Wasser	11, 21, 32, 42
Feuer	Kreislauf-Sex/Perikard	19-21	Gastrocnemius, Gracilis, Sartorius, Tibialis posterior, Trizeps surae – Nebennieren/Immunschwäche/Stress; Adduktoren, Glutäus maximus/medius/minimus, Piriformis – Nervensystem	ADEK, Vit. AE + Lycopin, Magnesium, 4Vag, Mineral plus, Vit. B-Komplex plus, Kalium spe, Magnesium-Calcium, Spurenelemente, Zink, Lachsöl, Schwarzkümmelöl, 3-SymBiose, Enzyme, Q10 plus Vit. C, Lipon plus, Wasser	18, 28
Feuer	3-Erwärmer	21-23	Infraspinatus – Organbezug Thymus; Teres minor – Organbezug Schilddrüse	Vit. AE + Lycopin, Lipon plus, Vit. B-Komplex plus, NK-Borretschöl, 4Vag, ADEK, Magnesium-Calcium, Mineral plus, Kalium spe, Spurenelemente, Zink, Lachsöl, 3-SymBiose, Selen plus Acerola Vit. C, Enzyme, Q10 plus Vit. C, Wasser	
Holz	Gallenblase	23-1	Popliteus	Spurenelemente, Kalium spe, Vit. AE + Lycopin, Zink, Q10 plus Vit. C, Acerola Zink, Selen plus Acerola Vit. C, Jod, Lachsöl, Schwarzkümmelöl, 3-SymBiose, 3-SymBiose plus, Enzyme	33, 43
	Lenkergefäß/Gouverneur Parasympathikus-Meridian	hinten median	Teres major – Organbezug Wirbelsäule	Zink, Selen plus Acerola Vit. C, Kalium spe, Q10 plus Vit. C, Vit. AE + Lycopin, Jod, Lachsöl, Schwarzkümmelöl, 3-SymBiose, 3-SymBiose plus	
	Diener-/Konzeptionsgefäß Sympathikus-Meridian	vorne median	Supraspinatus – Organbezug Gehirn/Migräne	ADEK, Vit. AE + Lycopin, Schwarzkümmelöl, Magnesium, Acerola Zink, Mineral plus, 3-SymBiose, 3-SymBiose plus, Enzyme, Ceres taraxacum comp. und Ceres Hypericum comp. im Wechsel	
	CMD; YMG-Streß-Interaktionen		Temporalis, Pterygoideus lateralis, Buccinator; Ligamentum sartrojoinale/sacrotuberale/sacroiliacum ant.	Vit. B-Komplex plus, Vit. AE + Lycopin, Zink, Acerola Zink, ADEK hochdosiert, Lipon plus, Q10 plus Vit. C	

Fettdruck: wichtigste Präparate zur Schmerzlöschung im Meridianbezug

Abb. 23: Wer Schmerzen löschen möchte, kann sich dabei die in dieser Grafik dargestellten Bezüge von Muskeln, Meridianen, Organen, Zähnen und hoT-Präparaten zunutze machen. (Bildquelle: hoT-Arbeitsbogen Schmerzlöschung, VBN-Verlag)

Oraler Selbsttest für Patienten bei Schmerzen

Einen solchen Schmerztest können Sie in gewissem Rahmen auch selber zu Hause durchführen, wenn Sie die entsprechenden hochreinen Nährstoffe in Pulverform verkapselt zu Hause haben und nach den hier vorgestellten Muskelbildern (Abb. 1, Abb. 19 bis Abb. 23) je nach Meridian passend Ihre Auswahl treffen. Hilfreiche Details zur Frage, welches Mittel zu welchem Muskel / Organ passt, zeigt Ihnen auch die Tabelle in Abb. 23:

Öffnen Sie jeweils eine Kapsel und nehmen Sie nach und nach jeweils etwas Pulver in den Mund und bewegen Sie, nachdem Sie zuvor einige Male gekaut haben, die schmerzende Körperregion wie z. B. einen Arm, den Rücken oder ein Knie. Verringert sich der Schmerz deutlich, ist die getestete Substanz ein Teil Ihrer Problemlösung. Werden die Schmerzen kaum besser oder passiert gar nichts, ist dieses Präparat für die bei Ihnen vorliegende konkrete Schmerzbeziehung nicht hilfreich. Die genaue Vorgehensweise mit der exakten Beobachtung von subjektiven und objektiven Veränderungen z. B. der Beweglichkeit im Schmerztest wird auch für den Laien eingehend im nächsten Abschnitt erläutert.

Der gelegentliche Einwand von »Fachleuten«, dass diese Art der Schmerztherapie »auch nicht immer hilft«, verdrängt ganz einfach die Defizite der Schulmedizin. Oder kennen Sie auch nur ein einziges schulmedizinisches Verfahren, das in 100 % der Fälle hilfreich ist?

Naturheilkunde mit 80 % Erfolgen ist Placebo! – Klinik mit 15 % »Erfolg« in zwei Jahren z. B. bei Fibromyalgie ist State oft the Art! Es kommt halt auf die Perspektive an!

Meinen Patienten erkläre ich die individuellen Unterschiede im Ansprechen auf verschiedene Therapieverfahren bisweilen so: Allein der Tod tritt in der Naturheilmedizin wie in der Schulmedizin zu 100 % auf! Alles andere variiert.

Orale Schmerzlöschung – praktisch

Der Schmerzpatient wird mit verschiedenen Testsubstanzen im Mund unter wiederholter Bewegung der betroffenen Region nach Veränderungen gefragt hinsichtlich der

1. **Schmerzqualität** – dumpf, spitz, brennend, bohrend etc.
2. **Schmerzintensität** – als Skalierung kommt eine Skala von 0 (= schmerzfrei) bis 10 (= nicht auszuhalten), in Frage. Die subjektiven Veränderungen können meist gut angegeben werden
3. **Schmerzlokalisation** – Ist der Schmerz am gleichen umschriebenen Ort wie vor der Testung oder gewandert? Dabei sollte der Patient nicht nur über seinen Schmerz sprechen, sondern einige Finger auf die maximal schmerzende Stelle legen. Oft fällt erst durch den wiederholten direkten Kontakt zur Schmerzregion auf, dass der Schmerz offenbar von vorne nach hinten, dann zur Seite usw. gewandert ist – je nach Substanz im Mund.
4. **Bewegungsumfang** – Bei Gelenken kann die Veränderung des aktiven Bewegungsumfangs sofort gemessen oder geschätzt werden. Das ist besonders eindrucksvoll bei den Schultern und der Halswirbelsäule (HWS), aber auch im Finger-Boden-Abstand oder bei der Hüftbeugung in Rückenlage!

Zink gegen trockenes Auge und Schmerzen im Daumengrundgelenk bei Rhizarthrose

Trockene Augen sind oft Ausdruck von Allergien und Unverträglichkeiten – sei es gegenüber Nahrungsbestandteilen oder Umweltgiften, z. B. als Gase wie bei Duftstoffen oder durch Stäube.

Im oralen Test sprechen sie in den allermeisten Fällen sehr gut auf reines Zinkpulver an. Bei ca. 90 % der Patienten verschwinden die typischen trockenen Augenbeschwerden wie Reiben, Kratzen und Jucken in wenigen Sekunden. Damit ist die orale Zinkgabe jeder ärztlich verordneten Tropfenlösung weit überlegen.

Bei meinen Vorträgen finden sich häufig Zuhörer mit Augenjucken, die ich dann gern zum Test nach vorne bitte. Meistens folgt nach dem kurzen Kauen des Zinkpulvers prompt die völlig erstaunte und ungläubige Reaktion: »Das Auge ist ja wirklich in Sekunden frei! – Wie ausgewaschen. Das gibt's doch gar nicht!«, sagte die Apothekerin. »Gibt es aber doch!«, kann ich nach mehr als 350 Fällen konstatieren!

Gelegentlich hat auch einer der Zuhörer eine schon länger bestehende Rhizarthrose, d. h. Schmerzen am Daumengrundgelenk, die eigentlich operiert werden soll. Auch in diesen Fällen reduziert die orale Zinkgabe in Sekunden den Ruhe- und Bewegungsschmerz in mehr als 90 % der Fälle. Der zuvor oft schon lange nicht belastbare Daumen kann plötzlich wieder Fingerhakeln, Schweres heben, eine Flasche öffnen usw.

Auch Sie können bei diesem Beschwerdebild ihr Glück mit reinem Zink versuchen. Nicht Schmerzmittel, die alle den Magen und den Darm mehr oder minder stören, sondern die »richtigen Teilchen«, sprich die richtigen Nährstoffe in besonders reiner Form, lösen das Problem – und das ohne Nebenwirkungen. – Zink aber bitte nie auf nüchternen Magen!

Praxisfall: »Verknöcherte HWS« wird durch orale Testung wieder beweglich!

Bei einem meiner Vorträge in Rostock kam eine knapp 50-jährige ehemalige DDR-Kunstturnerin und Olympiateilnehmerin zur Demonstration einer Schmerzlöschung nach vorn. Sie hatte eine massive Einschränkung der Beweglichkeit ihrer Halswirbelsäule (HWS) und ein chronisches Schmerzsyndrom: »Meine Halswirbelsäule schmerzt immer, weil sie verknöchert ist. Die Verknöcherung ist entstanden durch Mikrofrakturen aufgrund vieler Stürze vom Schwebebalken auf den Kopf in meiner Zeit im Olympiakader in Leipzig. – Aber ich war bei Olympia!«

Die HWS-Beweglichkeit konnte man medizinisch nur mit

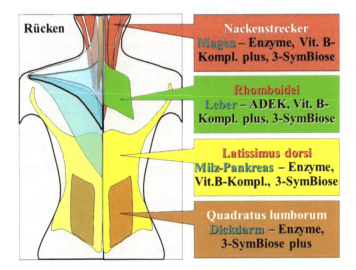

Rücken

Nackenstrecker
Magen – Enzyme, Vit. B-
Kompl. plus, 3-SymBiose

Rhomboidei
Leber – ADEK, Vit. B-
Kompl. plus, 3-SymBiose

Latissimus dorsi
Milz-Pankreas – Enzyme,
Vit.B-Kompl., 3-SymBiose

Quadratus lumborum
Dickdarm – Enzyme,
3-SymBiose plus

Abb. 24: Regulatorische Zusammenhänge der Rückenmuskulatur vom Nacken bis zur Lendenwirbelsäule.

0-0-0 beschreiben, d. h. es waren keine Rotationsbewegung und kein Nicken mehr möglich, so dass es sich allem Anschein nach wirklich um eine Verknöcherung handelte, die keinerlei Bewegung mehr zuließ.

Nachdem sich meine Verblüffung wegen der Krankengeschichte gelöst hatte und ich die Aura der Patientin kurz auf mich wirken ließ, legte ich der ehemaligen Spitzensportlerin beruhigend die Hand auf die Schulter und sagte zum Publikum gewandt: »Dann wollen wir doch mal sehen, ob wir durch orale Testung aus meinem schönen hypo-A-Testkasten auch Verknöcherungen der Wirbelsäule auflösen können!«

Innerhalb von etwa fünf Minuten war die HWS völlig schmerzfrei – und frei beweglich von 90-0-90 Grad, d. h. die Dame konnte ihren Kopf erstmals seit ca. 30 Jahren wieder zu beiden Seiten bis 90 Grad drehen und über beide Schultern nach hinten sehen!

Woran das lag? Am orthomolekularen Ausgleich ihrer Magenprobleme, die durch »moderne Wessikost« nach der Wende noch verstärkt worden waren. 3-SymBiose plus, Vitamin B-Komplex plus usw. lösten die muskulären Verspannungen in wenigen Minuten spontan auf! Die dazu gehörige Logik finden Sie in dem folgenden Diagramm sowie in der Tabelle in Abb. 23 beim Magenmeridian.

Jeder der oben dargestellten Muskeln ist über Meridiane mit inneren Organen verbunden. Beschwerden in diesen Bereichen deuten zunächst auf sogenannte funktionelle Störungen, im weiteren Verlauf auf einen orthomolekularen Mangel an den genannten Nährstoffen hin.

Im Fall der Lendenwirbelsäule mit Beteiligung des Musculus quadratus lumborum (»quadratischer Lendenmuskel«) finden sich regelmäßig Störungen der Dickdarmflora (Dysbiosen) z. B. mit massivem Pilzbefall, Clostridien usw. Ein lange bestehender Mangel an Säurebildnern wie z. B. von Bifidobakterien kann ein Lendenwirbelsäulensyndrom ebenso unterhalten.

Bandscheibenvorfälle sind inzwischen scheinbar normal. Sie treten bevorzugt in der Halswirbelsäule und in der Lendenwirbelsäule auf. Haben Sie sich einmal gefragt, warum?

Die meisten Menschen essen und trinken heute Dinge, die wenig oder gar nichts mit natürlichen Lebensmitteln zu tun haben. Kantinenkost, Fastfood, Cola oder Restaurant-Essen – allen ist gemein, dass sie zunächst dem Magen viel unverträgliche Chemie zumuten. Da der Magen ein natürlicher Biokonverter, ein Aufbereitungs- oder Gär-Gefäß ist, können die normalen Verdauungsenzyme schon durch geringe Mengen von Chemikalien massiv gestört werden. Das System kippt und es kommt zu Magenschmerzen, Übersäuerung, Reflux usw. und dadurch oft zu einer verlängerten Verweildauer des Speisebreis im zum Teil gelähmten Magen.

Die Magenirritationen strahlen zunächst in die nähere Umgebung ab und führen z. B. zur Schwächung der Bauchwand mit der möglichen Bildung einer sogenannten Hiatushernie des Zwerchfells mit einem Zwerchfellbruch usw. und führen langfristig zu

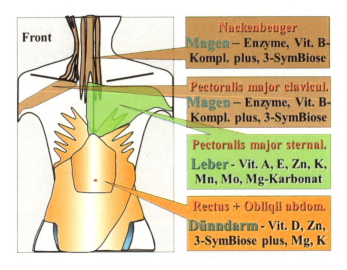

Abb. 25: Regulative Zusammenhänge zwischen Rumpf-/Nackenmuskeln, Meridianen und Orthomolekularia bei der Ansicht von vorn. (Vit. B-Kompl. = Vit. B-Komplex plus; Symbiose-Lenk. = Symbiose-Lenkung; clavicul. = clavicularis; sternal. = sternalis; abdom. = abdominalis)

muskulären Verkrampfungen der Halswirbelsäule (HWS): Es kann zum Bandscheibenvorfall kommen.

Die Probleme der HWS sind verknüpft mit der Lendenwirbelsäule (LWS), wie der amerikanische Osteopath Lovett schon vor mehr als 50 Jahren beobachtete.

Verstärkt wird diese energetische Beziehung durch die jeweilige Verweildauer schlechter Nahrung. Im Magen wie im Dickdarm liegt die Nahrung relativ lange, nachdem sie schnell durch den Dünndarm geflossen ist. Im Dickdarm hat sie dann bei langfristiger Belastung z. B. eine Divertikulose, d. h. viele kleine Ausstülpungen der Darmwand mit Entzündungsneigung, sowie Polypen-Bildung als Vorstufe zu Krebs zur Folge. Der kranke Darm meldet seine Probleme jedoch auch an das Rückenmark.

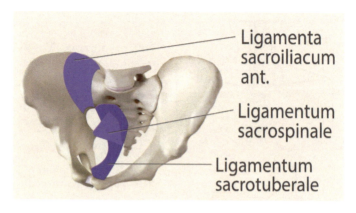

Ligamenta sacroiliacum ant.

Ligamentum sacrospinale

Ligamentum sacrotuberale

Abb. 26: Steißbänder: Häufig angezeigte Orthomolekularia bei Problemen an den Steißbändern sind der Vitamin B-Komplex plus, die Vitamine A, D, E, K und C sowie Zink. (ant. = anterior) (Bildquelle: hoT-Arbeitsbogen Schmerzlöschung, VBN-Verlag)

Dort entsteht aus der sensiblen Störmeldung ein motorischer Befehl an die umgebende Muskulatur mit dem Ergebnis eines muskulären Hartspanns. Der wiederum kann bei längerem Bestehen der erste Schritt zu einem Bandscheibenvorfall sein und damit zu einer Operation an der Wirbelsäule überleiten. (Siehe Krankheitsmodell Wirbelsäulen-Schmerz in Abb. 6)

Auch hier spielt eine intakte Darmflora eine zentrale Rolle für die Muskelfunktion. Dass alle dargestellten Muskeln nur unter einer guten, symbiotischen Darmbesiedelung und Verdauungsleistung ungestört voll funktionsfähig sind, liegt auf der Hand – oder?

Sonst sehen Sie gern online oder in der Literatur bei F. X. Mayr nach, der die verschiedenen pathologischen Bauchtypen so schön beschrieben und gezeichnet hat.

Ganzheitliche Basistherapie für chronisch Kranke

Zur ganzheitlichen Therapie meiner chronisch kranken Patienten gehören stets:

➤ Kostumstellung auf naturnahe, ökologische Frischkost der Region und Jahreszeit. Im Winter isst man in Deutschland Kohl, Wurzelgemüse, Bohnengerichte, Porree, Chicorée, Kartoffeln usw. Bitte zu Weihnachten weder Spargel noch Erdbeeren, die in den Frühsommer gehören!

➤ Die empfohlene Trinkmenge bei Erwachsenen sollte mindestens zwei Liter frisches Wasser pro Tag sein. Tee und Kaffee sind kein Wasser – Bier und Wein sind kein Wasser! Nur Wasser ist Wasser! – Ohne Plastikflaschen!

➤ In vielen Regionen Deutschlands kommt übrigens immer noch das beste Wasser aus der Leitung – außer an der Rheinschiene oder beispielsweise in Weinbaugebieten, wo durch die üppig eingesetzte Chemiekeule der Winzer das Grundwasser auf Jahrzehnte hinaus vergiftet ist. – Wie in Südoldenburg und Vechta, wo die »Fleischbarone« mit ihrer Massentierhaltung durch Gülle die Böden und das Grundwasser vergiften: Gewinne werden privatisiert, Risiken und Kosten sozialisiert – wie bei den Banken, der Auto- oder Chemieindustrie.

➤ umfassende hoT mit reinen Spurenelementen, Mineralien, Vitaminen, Fettsäuren etc. als Basistherapie

➤ konsequente orthomolekulare Darmsanierung (ODS), – ohne Diät, ohne Nystatin und ohne Antibiotika. Nach erfolgreicher dreimonatiger hoT und ODS ggf. Überprüfung auf Nahrungsmittelunverträglichkeiten an den patienten-eigenen, frischen Nahrungsmitteln

➤ Meidung belastender E-Stoffe, wie sie überall in vorgefertigten Nahrungsmitteln zu finden sind

➤ weitmöglichste Eliminierung belastender Substanzen aus Zähnen, Brillen, Arbeits- und Wohnumfeld

➤ Narben- und Störfeldsanierung z. B. mit Neuraltherapie oder manuellen Techniken der Osteopathie, Akupunkt-Massage-creme usw.

➤ ggf. Akupunktur, Homöopathie, Reiki, potenzierte Eigenblut-behandlung, Phytotherapie z. B. mit den reinen, pflanzlichen Kombinationspräparaten Ceres Taraxacum Comp. und Ceres Hypericum Comp.[28] zur Leber-Bauchspeicheldrüsen-Therapie

Schon in erstaunlich kurzen Zeiträumen lassen sich im Einzelfall unter diesem ganzheitlichen Konzept unglaubliche »Wunderhei-lungen« erzielen.

Beispielsweise bei Nesselsucht[29] mit der Heilung in nur drei Tagen oder bei einem 75-jährigen Amerikaner mit seiner Poly-neuropathie, die ihn in Princeton in den USA in den Rollstuhl[30] geführt hatte und ihn bei uns in nur fünf Tagen wieder frei gehen ließ.

Schon im alten Griechenland wusste man um die Wichtigkeit der Nahrung: Du bist, was Du iss! Deshalb starteten damals alle ärztlichen Behandlungen mit der sogenannten Diaeta – einem kurzzeitigen Fasten mit reichlich Frischwasser und Bewegung an frischer Luft.

Gesunde biologische Frischkost-Ernährung, ergänzt durch Orthomolekularia, ausreichende Trinkmenge, regelmäßige Be-wegung, Fasten und eine orthomolekulare Darmsanierung entlas-ten die Matrix, das sogenannte Bindegewebe. Ein gesundes, gut durchblutetes straffes Bindegewebe ohne Cellulite ist Ausdruck von Gesundheit und entsprechend schnell regenerationsfähig bei eventuellen Krankheiten.

Die saubere Matrix ist der Schlüssel von Genesung und Ge-sundheit. Auf diese Matrix können alle anderen ganzheitlichen oder psychosomatischen Therapien bei akuten oder chronischen Krankheiten wesentlich effektiver wirken.

Vielleicht kennen Sie aus Erzählungen von Älteren noch Be-richte über Wunderheilungen durch gute Homöopathen oder Akupunkteure. »Heute funktioniert das kaum noch!« kann man von selbstkritischen Therapeuten vernehmen.

116

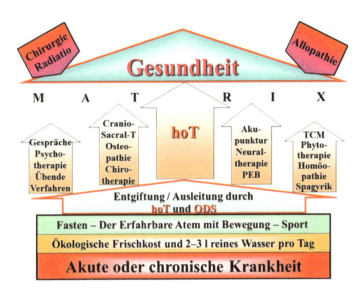

Abb. 27: Die Matrix und das Haus der Gesundheit (PEB = Potenziertes Eigenblut)

Das Problem heute sind der Mangel an Energie bei den Patienten und die massive Gewebeverschlackung, die Energie- und Stoffwechselblockaden aufbaut und so einer schnellen Heilung durch sanfte Methoden entgegensteht.

Deshalb heißt mein erster Therapieschritt in fast allen Fällen: Reha 1 Paket, Biofrischkost und mindestens 2 l Frischwasser aus der Glasflasche oder wo immer möglich auch gern aus der örtlichen Wasserleitung. Daran schließen sich in meiner Praxis die orthomolekulare Darmsanierung (ODS) in zwei Schritten und z. B. begleitend die Potenzierte Eigenblutbehandlung (PEB) mit homöopathischen Komplexpräparaten an Akupunkturpunkten sowie meine manuellen osteopathischen Techniken an.

Die Chirurgie wie die Pharmazie und Bestrahlungen zerstören meist mehr, als sie helfen. Dass man einen Krebs oder einen Knochenbruch selbstverständlich fachgerecht operieren sollte, liegt auf der Hand. Ein zerrissenes Kreuzband ist jedoch meistens besser ohne Operation zu versorgen. Der österreichische Manualtherapeut und gebürtige Ägypter Mohamed Khalifa[31] kann ein derart verletztes Knie sogar in wenigen Stunden allein manualtherapeutisch heilen!

Seine Grunderkenntnis:

> *Die wichtigste Lehre, die wir als der Geschichte*
> *der Wissenschaft ziehen können, ist, dass vermeintliches Wissen dem*
> *echten Fortschritt am meisten im Wege steht!*

Die Illusion, etwas zu wissen, obwohl man gar nichts weiß!

Sanfte Mikrobiom-Therapie statt Chemie und Antibiotika

Aufgrund der allgemeinen Ernährungs- und Umweltsituation leiden heute die meisten Patienten – und insbesondere fast alle chronisch Kranken – an chronischen Darmstörungen und funktionellen Problemen im Oberbauch. Ähnliche Befunde fand schon F.-X. Mayr vor mehr als 100 Jahren in Wien, wobei damals sicher infektiöse Ursachen im Vordergrund standen.

Getreu der Devise »Häufiges ist häufig und Seltenes ist selten!« und ganz gemäß der Aussage »Die Mikrobe ist nichts, das Terrain ist alles!« von Claude Bernard, einem Bakteriologen und Zeitgenossen Louis Pasteurs, sollte die Herstellung eines intakten Darmmilieus bei allen chronischen, aber auch vielen akuten Krankheiten im Vordergrund stehen. Aber wie ist das zu erreichen?

Nach meiner Erfahrung lässt sich das Darm-Mikrobiom durch eine gezielte Ernährungs- und Milieutherapie mit Orthomolekularia sowie eine »Impfung« des Darmes mit helfenden, lebensfähigen Keimen erfolgreich sanieren. Zu diesem Zweck habe ich vor knapp 20 Jahren zwei hoT-Kombinationspräparate (3-SymBiose und 3-SymBiose plus) mit einem dreifachen Therapieansatz zur Verbesserung der Regulationsfähigkeit und Abwehrsteigerung des Darmes gegenüber krank machenden Keimen entwickelt.

Diese orthomolekulare Darmsanierung, bei der nicht nur der Darm saniert, sondern zugleich aus der Darmstörung resultierende Nährstoffmängel schrittweise ausgeglichen werden, bildet inzwischen die Basis jeder Therapie chronisch Kranker in meiner Praxis.

Dabei beginne ich stets mit dem Reha 1 Paket, das ich im Einzelfall entsprechend dem von mir als Diagnostik durchgeführten AK-Test in modifizierter Form verordne. Daran schließt sich in der Regel die zweiphasige Darmsanierung mit Probiotika an: die

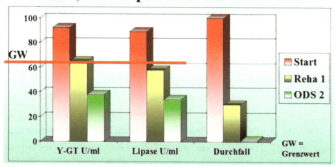

Abb. 28: Unter der 3-monatigen hoT und Darmsanierung mit dem Reha 1 Paket, ODS 1A und ODS 2 lassen sich regelmäßig deutliche Verbesserungen im Verdauungssystem nachweisen. Die waagerechte rote Linie kennzeichnet den Übergang vom physiologischen (als gesund anzusehenden) zum pathologischen (krankhaften) Bereich. (GW = Grenzwert; γ-GT = Gamma-Glutamyltransferase = Markerenzym für die Leberfunktion; Lipase als Markerenzym für die Funktion der Bauchspeicheldrüse)

Dünndarmsanierung mit ODS 1A und die Dickdarmsanierung mit ODS 2, die ich zumeist um ADEK erweitere. Jeder der drei Schritte dauert etwa vier Wochen.

Mit diesem schrittweisen Vorgehen lassen sich bei fast allen chronisch Kranken in nur drei Monaten deutliche Verbesserungen im Befinden, meist auch bei den Laborwerten z. B. der Entzündungszeichen im Blut, der Leber und Bauchspeicheldrüse, erreichen. Durch die veränderte Besiedelung im Darm können z. B. auch Fußpilz, Scheidenpilze und eine Präkanzerose des Muttermundes oder Nebenhöhlenentzündungen langfristig dauerhaft saniert werden.

120

Je nach Krankheitsbild schließt sich an diese Basis eine weitere, umfassende, an den Einzelfall angepasste hoT unter Weiterführung der Darmpflege mit 3-SymBiose plus an. Hinzu kommen je nach Beschwerdebild weitere therapeutische Verfahren.

Drei Schritte zum gesunden Darm

1. Schritt: Entgiftung + Entsäuerung
(Reha 1 Paket)

Vor jeder Darmsanierung führen wir bei nahezu allen Patienten eine Entschlackung und Ausleitung mit dem Reha 1 Paket durch. Das Reha 1 Paket besteht aus

➤ Lachsöl

➤ Vitamin B-Komplex plus

➤ Spurenelemente

➤ Magnesium-Calcium[32] (als Carbonat zur Entsäuerung).

Je nach Einzelfall ergänze ich

➤ *bei starker Umwelt- und Stressbelastung oder Kinderwunsch* die Vitaminkombination ADEK (3 × tgl. eine Kapsel zu Beginn des Essens)

➤ *bei starker Übersäuerung oder Wadenkrämpfen* zusätzlich zwei Kapseln Magnesium-Calcium zur Nacht.

➤ Bei Krebs oder Gelenkproblemen durch Knorpelschäden bzw. durch schlaffe Bänder zusätzlich Selen plus Acerola Vit. C 3 × 1−2 Kapseln gegen Ende der Mahlzeit

Zu den Wirkungen des Reha 1 Paketes gehören insbesondere:

➤ Ausleitung und Entschlackung der Grundsubstanz

➤ Schutz der Darmschleimhaut bei Leaky Gut – durchlässigem Darm, der sich bei Damen z. B. durch wechselnd starken Scheidenausfluss zeigen kann

➤ Verbesserung der Grundregulation von Meridianen, Muskeln, Nerven und Gelenken

Zur Verbesserung der Ausscheidung mobilisierter Schadstoffe sollten Sie während dieser vier Wochen besonders viel Wasser trinken, Erwachsene mindestens zwei Liter täglich. Durch Sport oder viel Bewegung an der frischen Luft können Sie Ihren Stoffwechsel und die Ausleitung zusätzlich anregen. Sport heißt nicht

Fitness-Studio mit schlechter Luft, sondern Gehen, Fahrradfahren, Schwimmen usw. an frischer Luft!

Das Resultat dieser vierwöchigen Kur ist in vielen Fällen
➤ mehr muskuläre Kraft und Ausdauer
➤ mehr eigener Antrieb und Aktivität
➤ besserer Schlaf
➤ subjektive und objektive Verbesserung das psychischen Befindens und der Stimmung
➤ subjektive und objektive Verbesserung pathologischer Organfunktionen von z. B. Leber und Bauchspeicheldrüse
➤ Verbesserung eines schuppigen, eventuell vorher neurodermitischen Hautbildes

2. Schritt: Dünndarmsanierung (ODS 1A)

Die Darmsanierung erfolgt gemäß der Anatomie vom Dünndarm zum Dickdarm. Die ebenfalls vierwöchige Dünndarmsanierung führe ich in meiner Praxis meistens mit dem ODS 1A[33] durch.

Dieses Paket enthält:
➤ Vitamin AE + Lycopin
➤ Schwarzkümmelöl
➤ 3-SymBiose (mit lebensfähigen probiotischen Milchsäurebakterien und Vitaminen für den Dünndarm) und
➤ Kalium spe (enthält auch Jod und Molybdän)
All diese Komponenten stärken gemeinsam die Dünndarmflora, so dass krank machende Keime verdrängt werden können.

Je nach Patient verordne ich zusätzlich
➤ *zur Unterstützung einer schnelleren Heilung in vielen Fällen* weiterhin täglich 1–2 Kapseln Vitamin B-Komplex plus und Spurenelemente
➤ *bei starker Umwelt- oder Stressbelastung* zusätzlich 3 × täglich 1–2 Kapseln Vitamin AE + Lycopin vor dem Essen,

- *bei Polyneuropathie* für mindestens drei Monate 3 × täglich 2 Kapseln Lipon plus täglich und
- *bei starker Übersäuerung* langfristig 2 Kapseln Magnesium-Calcium zur Nacht
- *bei Herzproblemen* zusätzlich 3 × täglich 2–3 Kapseln Q10 plus Vitamin C zum Essen und 3 × täglich 1–2 Kapseln Selen plus Acerola Vitamin C nach dem Essen
- *bei Schilddrüsenerkrankungen* wie die Autoimmunerkrankung Hashimoto-Thyreoiditis gebe ich zusätzlich 3 × täglich 1–2 Kapseln Selen plus Vitamin C nach dem Essen
- *bei Krebserkrankungen* langfristig Selen 3 × täglich 1–2 Kapseln zum Essen für mehrere Monate bis Jahre.

Das Resultat dieser vierwöchigen Kur für den Dünndarm ist in vielen Fällen

- ein normal geformter Stuhlgang, regelmäßig und frei von Durchfällen, soweit sich der Patient gesund von biologischer Frischkost ernährt
- höhere Stressfestigkeit, Ausgeglichenheit und innere Ruhe selbst bei höherem Stress
- verbesserte muskuläre Kraft und Ausdauer vor allem in den Oberschenkeln, aber z. B. auch in den Muskeln der Bauchwand. Treppensteigen und aus dem Sitzen ohne Hilfe aufzustehen fällt leichter.
- die Verbesserung von Nervenleitungsstörungen im Sinne einer rückläufigen Polyneuropathie der Unterschenkel und Füße
- weiterer Rückgang möglicher Zeichen einer chronischen Hauterkrankung
- weitgehende Abheilung einer vorbestehenden Sinusitis, d. h. einer chronischen Nasennebenhöhlenentzündung und Mittelohrbelüftungsstörung mit Ergüssen in den Ohren
- Abflachung eines Blähbauches und allgemeine Schmerzfreiheit im Bauchraum, soweit die Ernährung wirklich schon an die persönliche Toleranz angepasst ist.

3. Schritt: Dickdarmsanierung (ODS 2)

In diesem Schritt wird der Dickdarm über vier Wochen bei gleichzeitiger Dünndarmpflege saniert. Nebenher werden freie Gallensäuren sanft ausgeleitet und die Leber entlastet. Die orthomolekulare Dickdarmsanierung erfolgt mit der ODS 2.

Dieses Paket umfasst:

➤ Lachsöl
➤ Schwarzkümmelöl
➤ 3-SymBiose plus
➤ Magnesium-Calcium.

Je nach individueller Belastung verordne ich

➤ *bei starker Umwelt- oder Stressbelastung* zusätzlich 3 × täglich 1 Kapsel ADEK mit den fettlöslichen Vitaminen A, D, E und K in Omega-3-Fettsäuren eines biologischen Leinöls
➤ *bei Polyneuropathie* für mindestens drei Monate 3 × täglich 2 Kapseln Lipon plus
➤ *bei Herzproblemen* zusätzlich für mindestens drei Monate 3 × täglich 2–3 Kapseln Q10 plus Vitamin C zum Essen
➤ *bei Schilddrüsenproblemen* wie der Hashimoto-Thyreoiditis 3 × täglich 1–2 Kapseln Selen plus Vitamin C nach dem Essen
➤ *bei Krebs* Selen 3 × täglich 1–2 Kapseln zum Essen für einige Monate bis Jahre

Eine signifikante Funktionsverbesserung im Oberbauch einschließlich der Bauchspeicheldrüse, des Hormon- und Nerven-Muskel-Gelenksystems sowie der Haut ist regelmäßig das Ergebnis dieses dreimonatigen ganzheitlichen Therapiesystems.

Geduld ist gelegentlich angesagt, weil der Körper keine Maschine ist – und der chronisch Kranke schon sehr lange krank war. Da kommt es auf einige Monate wirklich nicht an, zumal sich eine deutliche Besserung in den meisten Fällen schon innerhalb von vier bis acht Wochen zeigt.

Patienten mit viel Stress sowie Patienten, die regelmäßig Medikamente einnehmen und alle über 50-Jährigen sollten zur Gesunderhaltung dauerhaft eine Darmpflege mit 3-SymBiose plus in einer modifizierten ODS 2 durchführen.

Symbionten und Darmsanierung für Ihr Mikrobiom[34]

Eine zentrale Rolle in der orthomolekularen Darmsanierung mit der hoT spielen die Probiotika 3-SymBiose und 3-SymBiose plus zur Pflege des Darm-Mikrobioms, auf die ich hier wegen ihrer großen Bedeutung näher eingehen möchte.

Ich möchte allerdings eindringlich davor warnen, mit diesen wirkungsvollen Präparaten, losgelöst von der oben beschriebenen 3-schrittigen ODS, selbstständig eine Behandlung zu starten. Bei Leaky Gut rächt sich das oft unmittelbar durch schmerzhafte Darmkrämpfe und eine allgemeine Verschlechterung des Befindens.

Die Gesamtwirkung dieser Präparate ergibt sich aus den sich gegenseitig unterstützenden (synergistischen) Wirkungen ihrer Inhaltsstoffe:

➢ Die **lebensfähigen Milchsäurebakterien** und Dickdarmkeime verbessern die Symbiose des Darmes bzw. das Darm-Mikrobiom. Sie produzieren als Stoffwechselschlacken u. a. antibiotisch wirksame Substanzen sowie kurzkettige Fettsäuren als Schleimhautschutz. Stoffwechselprodukte dieser nützlichen Bakterien blockieren das Wachstum krank machender Keime wie z. B. Candida-Pilze, multiresistenter Staphylokokken und Clostridien.

➢ Die Vermehrung der zugeführten Symbionten, d. h. der helfenden Bakterien, wird durch den für Menschen unverdaulichen Ballaststoff Inulin unterstützt. Inulin dient gemeinsam mit Zellwandbestandteilen von Bierhefe vornehmlich symbiotischen Keimen als Nahrung und Vermehrungsgrundlage.

➢ Die **kombinierten Vitamine** B5, B6, B12, Folsäure und Vitamin D3 verbessern die Barrierefunktion der Darmschleimhäute bei undichtem Darm und fördern die regelrechte Verdauung und Nährstoffaufnahme sowie die Leberentgiftung.

➤ Durch die zunehmende Abdichtung der Darmwände verringert sich die oft zu beobachtende Überlastung der Leberentgiftung, die sich neben anderem innerlich im Ultraschall an einer Pfortaderstauung, äußerlich an der Bildung von Hämorrhoiden, Krampfadern oder Unterschenkelödemen zeigen kann. Offene Beine sind stets ein Hinweis auf Überlastung der davon betroffenen Kompensationsmechanismen.

➤ Das essentielle Spurenelement Zink, das an mehr als 300 Enzym- und Hormonsystemen im Körper beteiligt ist, wirkt gemeinsam mit Kieselerde Abwehr steigernd und Oberflächen stabilisierend und dient darüber hinaus der Entgiftung des Darm-Leber-Kreislaufes der Pfortader durch Bindung und Ausfuhr freier Gallensäuren über den Enddarm.

Dreimal täglich eingenommen führen 3-SymBiose bzw. 3-SymBiose plus oft schon innerhalb von wenigen Wochen zu einer verbesserten Regulation im Dünn- bzw. Dickdarm. Durch die Giftentlastung der Leber zeigen sich positive Effekte im gesamten Organismus, wie in der Göttinger Wohlfühl-Studie sowie in der aMMP-8-Studie zur therapierefraktären, d. h. sehr schweren aggressiven Parodontitis eindrucksvoll demonstriert werden konnte.

In Verbindung mit den weiteren Präparaten der ODS 2 steigert 3-SymBiose plus über eine Milieu-Umstimmung des gesamten Verdauungstraktes umfassend die Funktion der Darmschleimhäute, der Leber, der Bauchspeicheldrüse und der Nieren.

Ein besonders interessanter Nebeneffekt dieser Darmsanierung ist der direkte Einfluss auf das Nervensystem und die Psyche: So behandelte Patienten kommen mehr zu sich selber, sind klarer in ihren Empfindungen und Vorstellungen und spiegeln nicht zuletzt über ihre Körperhaltung und die neu erstrahlte Aura ein neues Lebensgefühl wider.

Wie ich gern sage:

Gesundheit ist mehr als fehlender Schmerz –
Gesundheit ist Lebensfreude!

Verträglichkeit und Wirkung der hoT

Vitamine & Co. – Warum hypoallergen und besonders rein?

Wenn Menschen ohnehin schon viele Umweltgifte und Zusatz-stoffe zu sich nehmen, dann kann doch ein Fertigungshilfsstoff für eine Tablette nicht so belastend für einen großen, erwachsenen Körper sein, meinen manche kritischen Geister.

Doch ganz so einfach ist es nicht.

Das liegt zum einen daran, dass eine Tablette oder ein Press-ling regelmäßig nicht nur *eine* Zusatzchemikalie enthält, sondern meistens eine ganze Palette verschiedener Chemikalien, die sich mit den anderen, über das Jahr aufgenommenen modifizierten Nahrungsstoffen leicht auf von 20–25 kg (!) reine Chemie für eine Person belaufen können. Möchten Sie wirklich vor einem Norm-Zementsack sitzen und eine solche Menge Chemie in sich hinein löffeln? Mit Weichmachern aus Tabletten und Dragee-Lacken, mit Talkum, das wir früher zum Sport an der Reckstange nutz-ten, mit Titandioxid, das Sie als weiße Wandfarbe an die Wände Ihrer Wohnung schmieren, mit Carnaubawachs, mit dem Sie Ihre Autos polieren können, mit Magnesiumstearat, das Sie als Kerze verbrennen könnten, mit modifizierter Stärke, die im Tierversuch innerhalb von nur vier Wochen bei 100 % der Tiere zu einer Co-litis ulcerosa führt?

Mit reinen Substanzen treten wir in eine ganz andere Welt der Wahrnehmung und der Regulation des Körpers ein.

Die Schmerzlöschungen an Knie, Schulter oder Daumen, das nicht mehr trockene Auge oder die schnelle Besserung von Übel-keit und Durchfall durch Kauen von 3-SymBiose plus nach jedem Durchfall mit Wohlbefinden in wenigen Stunden – das alles geht nur hypoallergen und wirklich rein. Versprochen!

Falsch Sparen – oder wie ich meine Heilung blockiere

Leider gibt es jedoch immer wieder Patienten oder Therapeuten, die aus persönlichen Erwägungen heraus oder aus Zeit- und Kostengründen, die in diesem Buch dargestellten Therapien nur in Teilen umsetzen wollen. »Ich habe ja schon so viel gemacht und so viel Geld ausgegeben!«

Trotzdem erwarten sie gute Behandlungserfolge und wundern sich, wenn es dem chronisch kranken Patienten unter einer ODS 2 ohne eine abgestimmte Vorbehandlung zur Entschlackung und Ausleitung mit dem Reha 1 Paket und ohne Dünndarmsanierung mit der ODS 1A noch schlechter geht als zuvor.

Eine solche Verschlechterung ist ein Alarmzeichen für eine Überforderung der Regulation und Ausleitung des Kranken. Manche Therapeuten argumentieren, sie hätten schon mit ähnlichen Substanzen und Produkten anderer Firmen ausgeleitet. Diese haben bei näherer Betrachtung jedoch eine andere oder gar keine Wirkung und sind nicht auf das Reinheitskonzept unserer orthomolekularen Darmsanierung abgestimmt.

Hier möchte ich noch einmal auf Samuel Hahnemanns Aussage verweisen:

Macht's nach – aber macht's genau nach!

Unverträglichkeiten unter der hoT?

Gelegentlich rufen Patienten an und klagen über Unwohlsein oder Magenbeschwerden nach der Einnahme der Präparate.

»Ich habe nur Sachen gegessen, die ich immer vertrage!«, heißt es dann gern. Bei genauer Nachfrage sind aber oft Chemikaliengemische aus der Fertigpizza oder der Kantine die wirklichen Störenfriede – weil der besser regelnde Körper jetzt sensibler auf die E-Stoffe anspricht und sofort Rückmeldung gibt. Daher sollte man genau hinschauen, woher die Unverträglichkeit im Einzelfall tatsächlich kommt.

Mit Ökokost verträgt sich die hoT in der Regel völlig problemlos! Die hier gegebenen Einnahmehinweise werden seit mehr als 20 Jahren erfolgreich bei Patienten aller Altersgruppen –vom Neugeborenen bis zum fast 100-Jährigen – eingesetzt.

Einige Probleme fallen aber immer wieder auf, auf die ich Sie daher gezielt aufmerksam machen möchte:

1. Zinkhaltige Reinstoffpräparate sollten *nie* ohne Speise auf leeren Magen eingenommen werden, weil Zink sofort starke Übelkeit und Brechreiz verursachen kann. Reinstoffpräparate haben keinerlei galenische Zusätze wie Lacke usw. die einen Zerfall z. B. erst im Dünndarm oder Dickdarm erlauben würden. Interessanterweise können jedoch viele Patienten 4- bis 6-mal 2 Kapseln Acerola-Zink im Fall eines hochfieberhaften Infektes ohne Speisen einnehmen. Vielleicht weil es übergroßen Bedarf an Zink und Vitamin C gibt?

2. »Bei mir wird immer wieder alles schlechter!«

3. Dann stellen sich die folgenden Fragen:
   Was haben Sie gegessen und getrunken? – Vielleicht E-Stoffe, Insektizide, modifizierte Stärke, Cola?

4. Wo sind Sie gewesen? – Umweltgifte aus Wohnungen oder Ausgasungen vom Computer am Arbeitsplatz?

5. »Unter dem Reha 1 Paket ging es mir besser!«, heißt es manchmal. Das liegt an Wechselwirkungen der zugeführten, helfenden Symbionten mit dysbiotischen, krank machenden Bakterien im Darm, die dort nicht weichen möchten.
   Hinzu kommt, dass der Patient energetisch, wie ich es gern formuliere, »mit leerem Akku« zu mir kam. Ist der Akku erst einmal mehr als 50 % aufgeladen, fallen die weiteren Steigerungen im Befinden weniger stark auf als der meist rasante Anstieg der Energie in den ersten vier Wochen der Therapie.

6. »Mal tut es hier weh und dann wieder woanders!«
   Das ist ein Hinweis auf wechselnde Giftstoffe und Belastungen aus verschiedenen Nahrungsmitteln oder Umweltnoxen, die

mit unterschiedlichen Geweben in Muskeln und Gelenken in schmerzhafte Resonanz gehen können.

Durch eine zu geringe Trinkmenge von weniger als zwei Liter Wasser pro Tag können E-Stoffe, die für die Beschwerden verantwortlich sind, nicht richtig ausgewaschen werden und dann zu wechselnden Problemen führen. Wir erinnern uns dabei: Nur Wasser ist Wasser.

7. In manchen Fällen bleibt der gewünschte Effekt auch einfach aus, weil die Einnahmehinweise nicht strikt beachtet wurden. Denken Sie nur an den oben erwähnten Fall des Apothekers und den Säugling mit Gedeihstörung.

Darmsanierung statt/nach Antibiotika

Antibiotika – Was machen sie mit uns?

Antibiotika werden heute viel zu oft unkritisch eingesetzt. Sie verursachen bei vielen Patienten vor allem im Darm langfristige Störungen durch die Veränderung des normalen Keimspektrums und direkte Schädigung der Schleimhäute. Das hängt z. T. exakt mit ihrer angestrebten Wirkung zusammen: Sie töten Bakterien – zu 80–95 %!

Aber was passiert mit den abgestorbenen Bakterien? Im medizinischen Denken sind die Bakterien weg. Trotz bekannter Endotoxine (Stoffwechselgifte aus dem Inneren der Bakterien) und Zellmembranen, die nicht einfach so verschwinden und die ihre allergenen Wirkungen auch als »Leichen« im Darm oder in entzündeten Geweben weiter entfalten können. Ist die Freisetzung von Giftstoffen für den Organismus zu stark, dann spricht der Schulmediziner von einer Herxheimer Reaktion – einer Vergiftung des Patienten mit Leichengiften der großen Zahl abgetöteter Bakterien.

Dass Antibiotikatherapien die Darmflora langfristig verändern, konnte eine Studie[35] aus dem Jahr 2007 zur bakteriellen Besiedelung des Darmes eindrucksvoll nachweisen: Das Keimspektrum im Darm war bei den untersuchten Personen selbst sechs Monate nach Abschluss der Antibiotikatherapie noch negativ verändert! Zweimalige Antibiosen innerhalb eines Jahres führen nachweislich zu dauerhaften Milieuveränderungen der Keimbesiedelung im Darm mit z. T. gravierenden Auswirkungen.

Das macht sich insbesondere die Schweinemast zunutze: Durch Dauerantibiosen der Tiere »als Vorbeugung gegen Infektionen« selektieren sich vermehrt sogenannte Firmicutes, die die Eigenschaft haben, aus wenig Futter viel Energie zu gewinnen. Im Ergebnis werden die Schweine schnell fett bzw. schlachtreif, aber die Fleischqualität ist erbärmlich – wie der Geschmack. Ein Kotelett eines solchen Tieres schrumpft dann spontan in der Pfanne von 180 g auf nur noch ca. 120 g – und schmecken oder lecker duften tut es auch nicht.

Machen Sie den Vergleichstest mit konventionellem und Bioko-telett, in Teflonpfanne wie bisher und in einer guten gusseisernen. Der gustatorische Unterschied springt Ihnen ins »Auge«– und führt durch die Geschmacksnerven über das Riechhirn direkt zu einer angenehmen Durchflutung Ihres ganzen Körpers! Lecker!

Folgen von Antibiotika

Durch Antibiotika hervorgerufen Störungen an der Bakterienflora im Darm können ihrerseits die Ursache für die Entwicklung chronisch entzündlicher Darmerkrankungen wie Morbus Crohn und Colitis ulcerosa, aber auch für ein Reizdarmsyndrom sein.

Wiederholte Mittelohr- oder Nasennebenhöhlenentzündungen können sich leicht auf dem Boden eines kranken Darms entwickeln!

Prof. Schlöndorff von der Universitätsklinik für Hals-Nasen-Ohren-Erkrankungen in Aachen hat schon vor fast 30 Jahren darauf hingewiesen, dass die meisten HNO-Erkrankungen, die seinerzeit zur Operation vorgestellt wurden, auf chronische Störungen im Magen-Darm-Trakt zurückzuführen seien. Zentrale Ursachen waren Nahrungsmittelunverträglichkeiten und nicht nachgewiesene Allergien, die sich selbst der modernsten allergologischen Diagnostik entzogen. An dieser Einschätzung hat sich bis heute leider nicht viel geändert.

Wenn aber ein chronisch kranker Darm und Antibiotikatherapien Mitursache für Operationen an Geweben in anderen Bereichen als im Darm sind, dann ist eine Darmsanierung nach jeder Gabe eines Antibiotikums eine absolute Pflicht.

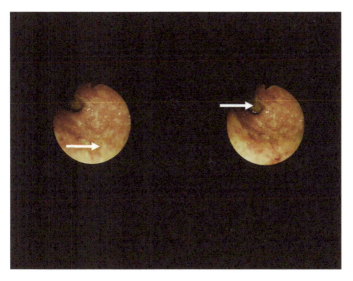

Abb. 29: Endoskopisches Bild einer akuten Colitis ulcerosa. Die Pfeile weisen auf Fibrinauflagerungen und auf ein Geschwür der Oberfläche.

Darmsanierung nach Antibiotika

Nach jeder Antibiotikatherapie sollte eine Darmsanierung durchgeführt werden, um durch eine Aufforstung der Bakterienflora in Verbindung mit der Zufuhr komplexer Orthomolekularia die Schleimhäute und das Darmimmunsystem wieder langfristig zu stärken.

Dies gilt in besonderem Maße für Patienten, die über Jahre hinweg eine sogenannte Low-Dose-Antibiose z. B. wegen einer Akne betreiben. Eine konsequente Ernährungsumstellung auf ökologische Frischkost in Verbindung mit einer umfassenden hoT führt in der Regel innerhalb von sechs bis neun Monaten zu einer deutlichen Verbesserung des gestörten Hautbildes sowie bei mehr als 60 % der Patienten zur völligen Ausheilung der Darmstörungen wie auch der Akne.

Dass Antibiotika gerade auch bei Kindern oft unnötig eingesetzt werden, ist inzwischen anerkannt. Immer wieder gibt es Drei- oder Fünfjährige, die in einem Winter bis zu achtmal z. B. wegen »Scharlach« mit Antibiotika behandelt werden.

Die laborchemisch nachzuweisende Bakteriengruppe, die anhand von Stoffwechselschlacken in einem Schnelltest selektiert wird, umfasst jedoch viele ähnliche Bakterien einer großen Familie, die überwiegend gar kein Scharlach auslösen können. – Aber ein solcher Test kann sehr elegant zur großflächigen Massenvermarktung von Antibiotika beitragen!

Im Kleinkindalter kommt es zwar eher selten zu schweren Erkrankungen der Darmschleimhaut durch Antibiotika, aber eine bleibende Schwächung des Immunsystems ist durch diese Therapien oft zu beobachten. Daher sollte sich an jede Antibiotikatherapie – gerade auch und besonders bei Kindern – immer eine konsequente Darmsanierung anschließen! Erwachsene sind selbstverantwortlich!

Darmsanierung statt Antibiotika

Im alten Griechenland versuchte man Unpässlichkeiten, aber auch fast alle Krankheiten über eine Diät zu kurieren. Dazu gehörte stets das Fasten für mindestens drei Tage.

Allein dieser Therapieeinstieg zeigt uns modernen Menschen schon, wieviel mehr jene Ärzte vom Darm und der Regulationsmedizin verstanden, auch wenn es diese Begriffe damals noch gar nicht gab.

Eine gezielte Ernährungs- und Milieutherapie mit Orthomolekularia sowie eine »Impfung« des Darmes mit helfenden, lebensfähigen Keimen ist stets einer Antibiotika- oder Antimykotikatherapie vorzuziehen, solange die Grunderkrankung nicht akut lebensbedrohend ist.

136

Gerade im Sommer finden sich wiederholt Magen-Darm-Erkrankungen mit Durchfällen, die gern antibiotisch und mit sogenannten Motilitätsblockern wir Loperamid behandelt werden. Derartige Substanzen blockieren die Nerven im sogenannten Auerbachschen Plexus, der als Nervengeflecht weite Bereiche des Magen-Darm-Systems innerviert bzw. steuert und lahmgelegt. Durch solche Medikamente wird die geordnete Verdauung und Entleerung des Darmes massiv gestört und die Leber muss zusätzliche Aufgaben in der Entgiftung des hochtoxischen Darminhaltes übernehmen. – Mit der Folge allgemein ansteigender Normalwerte in der Bevölkerung für die Enzyme von Leber und Bauchspeicheldrüse.

Sinnvoller wäre eine sanfte Biotoppflege durch sofortige Therapie mit Symbionten, Vitaminen und Spurenelementen zum Schutz des empfindlichen Ökosystems Darm.

Bei rechtzeitiger Prophylaxe mit der oben vorgestellten orthomolekularen Darmsanierung kommt es zu signifikant weniger Darminfektionen. Das gilt auch für Krankheitsbilder wie »Montezumas Rache« oder die »Rache der Pharaonen«, die Reisende in Mittelamerika oder in Ägypten entwickeln können. Bei derartigen Erkrankungen kann eine Antibiotikatherapie zwar lebensrettend sein, aber eine Darmsanierung nach einer solchen Antibiotikatherapie erscheint aus naturheilkundlicher Sicht unter Würdigung vorliegender weltweiter Studien wegen der verursachten Beeinträchtigung des Immunsystems dringend geraten.

Jedem bewusst lebenden Menschen sollte klar sein, das es besser ist, die körpereigene Regulationsfähigkeit vor einer solchen Reise zu optimieren statt mit »Krücken« wie Antibiotika einen eingetretenen Schaden zu mindern.

Denn heilen können Antibiotika ganz sicher nicht!

Heilen kann nur ein gesunder Körper aus sich selber heraus – und dabei sind oft erstaunliche Dinge zu beobachten, wie Sie in meinem Buch »Ökosystem Mensch – Gesundheit ist möglich« anhand sehr unterschiedlicher Krankheitsbilder nachlesen können.

Praxisfall: Übelkeit und Erbrechen auf Reisen

Um für Magen-Darm-Infekte gerüstet zu sein, sollte man vor allem auf Reisen außerhalb Europas stets 3-SymBiose plus im Gepäck haben.

Mein Therapievorschlag in solchen Fällen: Nach jedem Erbrechen und nach jedem Durchfall bei Kindern eine und bei Erwachsenen ein bis zwei Inhalte einer 3-SymBiose plus Kapsel in den Mund streuen, mindestens zwei Minuten kauen und dann in kleinen Schlucken herunterschlucken. Diese Therapie hat während einer Nilreise in einer an Durchfall leidenden Reisegruppe, deren Mitglieder zumeist vier bis acht Tage bettlägerig waren, den Infekt bei meinem Patienten auf acht Stunden verkürzt. »Ägypten war toll – Dank hypo-A!«

Therapieergebnisse der orthomolekularen Darmsanierung

Die positiven Auswirkungen der hier vorgestellten Dreimonatskur zeigen sich u. a. an den folgenden Punkten:

➤ Die Ausleitung und Entgiftung verbessern sich signifikant – was sich bei stark Übergewichtigen u. a. an einem Gewichtsverlust von 3 bis 5 kg innerhalb von zwei bis drei Monaten zeigt – ohne dass gefastet wurde.
Aktuell hat ein alter übergewichtiger Patient in vier Tagen 3 Liter »Schmutzwasser« ausgeschieden und sein Herz-Kreislauf-System dadurch um 3 kg entlastet!
Jedes stoffwechselfremde Molekül bindet Wasser im Körper. Durch die Ausleitung der Gift- und Schlackenstoffe werden 3 bis 5 Liter Schmutzwasser mit ausgeleitet, was den starken Gewichtsverlust verständlich macht. Manche Patienten bemerken damit verbundene Geruchsveränderungen in ihrem Urin und Stuhl, weil sie als chemische Substanzen sogenannte »Aromaten« ausscheiden!

➤ Die Verdauung und Stoffaufnahme verbessern sich messbar.

Patienten mit starkem Untergewicht nehmen oft innerhalb weniger Wochen unter der Therapie 1 bis 3 kg oder mehr zu, soweit sie sich ökologisch aus Frischkost ernähren. Ausgemergelte Krebspatienten haben schon bis zu 15 kg Gewicht in ca. drei Monaten zugenommen und waren subjektiv völlig gesund und voll belastbar.

➤ Fettstoffwechselstörungen mit hohem Cholesterinwert können sich normalisieren.

➤ Veränderte Leberwerte normalisieren sich erfahrungsgemäß ebenso wie erhöhte Werte der Bauchspeicheldrüsenenzyme.

➤ Diabetes mellitus zeigt eine bessere Blutzuckereinstellung und Senkung der HbA1C-Werte.

➤ Nahrungsmittelunverträglichkeiten und Allergien sind deutlich rückläufig und verschwinden in mehr als 80 % der Fälle völlig.

➤ Meridianstörungen werden spontan weitgehend ausgeglichen und zeigen kurzfristig eine Reduktion chronischer Schmerzen sowie bessere Gelenkbeweglichkeit.

➤ Pilzerkrankungen der Haut und Schleimhäute heilen ohne örtliche Therapie. Oft fällt schon unter dem Reha 1 Paket ein deutlicher Rückgang oder gar ein völliges Verschwinden lange bestehender Ekzeme auf. Belastende Fehlbesiedlungen (Dysbiosen) oder Candidosen sind bioenergetisch oft nicht mehr nachweisbar.

➤ Schmerzsyndrome wie Migräne, Knie- oder Wirbelsäulenschmerzen sind stark rückläufig oder verschwinden.

➤ Hormonelle Regulationsstörungen vom Regelschmerz über Migräne bis zur Endometriose bessern sich eindrucksvoll. Die Fruchtbarkeit auch bei Frauen über 40 entspricht plötzlich der von jüngeren – wie einige ungewollte Schwangerschaften bei Frauen in diesem Alter zeigen.

➤ Der Akupunkturpunkt des Kiefergelenkes am Ohr verliert seine Schmerzhaftigkeit, was nach Gleditsch einen Meridianausgleich bezüglich des Kaumuskels anzeigt.

➤ Bissstörungen bessern sich regelmäßig parallel zur Balancierung des Meridiansystems, Bissschienen und kieferorthopädische Maßnahmen sind unter der hoT und längerfristigen orthomolekularen Darmsanierung (ODS) wesentlich effektiver in kürzerer Zeit, was von Kindern wie Eltern besonders geschätzt wird.

➤ Durch Kiefergelenkstörungen verursachte Strukturdefekte wie Wirbelsäulenverkrümmungen, Halswirbelsäulen-Syndrome, Plattfüße etc. gleichen sich bei Patienten unter 60 oft innerhalb weniger Monate völlig aus.

➤ Spitzensportler[36] schätzen neben der objektiven Zunahme der Muskelkraft die Optimierung des Herz-Kreislauf-Systems, die sich durch eine Verringerung der Herzfrequenz und des Laktats zeigt.

So angewandt ist die hoT ein höchst effektives und quasi nebenwirkungsfreies Therapieverfahren, das man jedem chronisch Kranken und vor allem empfindlichen Kindern empfehlen muss – weil eine biologische Aufwertung der Nahrung in jedem Alter heute sowohl sinnvoll als auch notwendig ist.

Aufgrund meiner langjährigen Erfahrungen darf ich Ihnen versichern, dass die hoT der beste Schutz gegenüber möglichen Infekten, aber auch gegen unterschiedlichste Muskel-, Gelenk- und Nervenstörungen bis hin zur Polyneuropathie oder gegen Lernstörungen ist – ohne jede Nebenwirkung!

Übelkeit nach Zink auf nüchternen Magen ist ein leicht zu korrigierender Einnahmefehler. Auch das gelegentlich geklagte Aufstoßen nach Ölen verschwindet erfahrungsgemäß mit der Normalisierung der gestörten Koordination im oberen Magen-Darm-Trakt schnell durch eine abgestimmte Leber-Galle-Pankreas-Funktion.

ADHS – Eine komplexe Ernährungs- und Mangelkrankheit

Ursachen von ADHS

Die zentralen Ursachen für diese psychosomatische, oft scheinbar schwer zu fassende Erkrankung, ist meiner Ansicht nach leicht auf den Punkt zu bringen. Aus meiner langjährigen Erfahrung als Allgemeinarzt heraus spielen bei ADHS die folgenden drei Faktoren eine entscheidende Rolle:

1. Falsche Ernährung

Nahrungsmittelzusatzstoffe (E-Stoffe) werden heute in unüberschaubarer Menge und Verschiedenheit und in Kombinationen, die nie auf ihre gesundheitlichen Folgen hin überprüft worden sind, insbesondere von Kindern und Jugendlichen in Süßigkeiten, Chips oder Fertiggerichten verzehrt. Einige dieser E-Stoffe, wie bestimmte Lebensmittelfarbstoffe und der Konservierungsstoff Natriumbenzoat, erhöhen nachweislich das Risiko für hyperaktives Verhalten bei Kindern (Donna McCann et al., 2007).

Oftmals wird bei der Zufuhr von Chemikalien in der Nahrung die tolerierbare Höchstgrenze überschritten. Dies verdeutlicht die folgende Übersicht, die auf einem Bericht der Kommission über die Aufnahme von Lebensmittelzusatzstoffen in der Europäischen Union vom 1. 10. 2001 basiert. ADI bezeichnet die akzeptierbare tägliche Aufnahme (Acceptable Daily Intake). Demnach muss man bei Kleinkindern mit Überschreitungen bis über 1200 % des ADI rechnen!

Raffinierte Zucker scheinen das ADHS-Risiko zu erhöhen, wobei ich persönlich weniger den Zucker als die damit zugeführten Lebensmittelchemikalien als Auslöser sehe.

E-Nr.	Bezeich-nung	Funktion	Vorkom-men	ADI	Aufnahme [% AD]	Aufnah-me/Kind/ Jahr [g]
E 220–224, E 225–228	Sulfite, Schwefel-dioxid, Kalium-hydro-gensulfit	Konser-vierungs-stoffe Antioxi-dations-mittel	Kartoffel-Erzeug-nisse, Trocken-Obst, Fleisch-Ersatz	0,7	83–1227	47
E 493/494	Sorbitan-monolau-rat/-oleat	Emulga-toren	Kuchen, Kekse, Eis, Gelee, Marme-lade	5	657–802	**220**
E 520–523, E 541, E 554–556/559	Alumini-umsulfate, Natrium-alumi-niumphos-phat, Alu-minium-silicat	Festi-gungs-mittel, Stabilisa-toren	Eiklar, kandiertes Obst, Käse, Gewürze	7*	40–110**	1,9–5,3

* ADI (Acceptable Daily Intake) in mg/kg Körpergewicht
** Vorläufige tolerierbare *wöchentliche* Aufnahme (PTWI)
*** http://www.spektrum.de/wissen/wie-gefaehrlich-ist-aluminium-5-fakten/1300812

Tab. 2: Aufnahme von Lebensmittelzusatzstoffen bezogen auf 15 kg schwere Kleinkinder. Besonders schlimm sind die Schwefelver-bindungen mit der Überschreitung von bis zu 1227 %! Nach meinen Erfahrungen steht die Zunahme von Infektanfälligkeit, ADHS und Allergien mit diesen Substanzen in direktem Zusammenhang.

2. Darmstörungen und Nährstoffmangel

Chronisch gestörte Darmverhältnisse mit Allergien auf oder Un-verträglichkeiten gegenüber eigentlich gesunden Nahrungsmit-teln wie Frischobst aus dem eigenen Garten oder Bioladen oder unbehandelte Nüsse spielen bei ADHS ebenfalls eine wichtige

Rolle. Solche chronischen Darmstörungen werden mitunter auch als »psychosomatisches Bauchweh« eingestuft.

Werden Nahrungsmittel durch die gestörte Verdauung nicht mehr optimal aufgeschlossen, entsteht ein latenter Mangel an Vitaminen, Spurenelementen etc. So wurden bei Kindern mit ADHS verminderte Spiegel an Magnesium, Calcium, Eisen und Zink nachgewiesen. Weitere wichtige Nährstoffe bei ADHS sind verschiedene B-Vitamine, Folsäure, Vitamin D und Chrom. Zudem wurden in Plasmalipiden und roten Blutkörperchen von ADHS-Patienten ein verringerter Gehalt an Omega-3- und Omega-6-Fettsäuren festgestellt. Klar ist auch: Kinder, die sich ungesund ernähren, nehmen nicht genügend Nährstoffe auf. Diese fehlen dann unter anderem bei der Bildung von Nervenbotenstoffen (Neurotransmittern), die bei ADHS und bei der psychophysischen Entwicklung des Kindes eine zentrale Rolle spielen. Wahrnehmungsstörungen sind dann schon in der Kindheit und Jugend logische Entwicklungshemmnisse!

3. Bewegungsmangel

Viel zu wenig Bewegung – v. a. an der frischen Luft! – sehe ich als weiteres Problem bei ADHS. Sport in der Halle ist besser als nichts, aber Hallen enthalten oft belastende Umweltchemikalien in der Atemluft, die bei sensiblen Kindern zu weiteren Problemen führen können.

ADHS-Therapie

Aus den genannten Ursachenkomplexen leitet sich die von mir praktizierte ADHS-Therapie logisch und einfach ab:

1. Gesunde Ernährung

Die Ernährung ist auf gesunde, ökologische Frischkost aus dem eigenen Garten oder aus dem Bioladen umzustellen. Alles, was die Kinder verzehren, sollte natürlich gewachsen und nur gering-

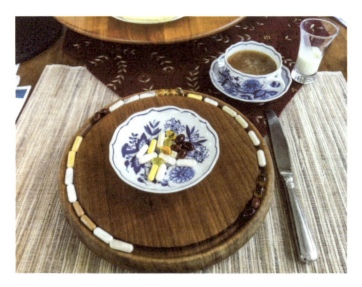

Abb. 30: So sieht übrigens mein persönliches Frühstück aus: Gesunde Nahrungsergänzungen für die Fitness und als Anti-Aging.

fügig bearbeitet worden sein wie z. B. Brot. Viele Lebensmittel sind bei näherer Betrachtung gar nicht so gesund wie ihr Ruf. Dabei verweise ich gern auf Cornflakes mit H-Milch als »gesundes Frühstück«. Sowohl Cornflakes als auch konventionelle Milch sind stark verarbeitete Lebensmittel, auf die man lieber verzichten sollte. Und H-Milch erkennen nicht ohne Grund weder Pilze noch Bakterien als Nahrungsgrundlage an!

2. Orthomolekulare Darmsanierung

Die massive Zufuhr von E-Stoffen verschlackt die Grundsubstanz nach Pischinger (Extrazellularraum, Bindegewebe, Pischinger-Raum, s. auch Matrix in Abb. 27) und überlastet die Ausleitung sowie Entgiftung des Köpers. Eine solche Verschlackung kann sich schon bei 10-Jährigen als Cellulite und schwammiges Fettgewebe zeigen. Zur Entgiftung, aber auch zur Wiederherstellung gesunder Verdauungsverhältnisse, empfiehlt sich die Zufuhr von reinen Vitaminen, Spurenelementen, Omega-Fettsäuren usw. Eine sanfte orthomolekulare Darmsanierung halte ich für sinnvoll und notwendig, um langfristig die Gesundheit wiederherzustellen und zu sichern.

3. Bewegung

Sport und Bewegung in jeglicher Form sind wichtig, um dem natürlichen Bewegungsdrang des Kindes gerecht zu werden. Jedes Kind will sich bewegen, um Muskeln, Knochen und Gelenke optimal ausbilden zu können. Bewegung fördert den Stoffwechsel und die Entgiftung. Darüber hinaus ist Bewegung zur geistigen und emotionalen Entwicklung eines Menschen unabdingbar. Nicht zuletzt die Fünf Tibeter oder gut gemachte Yoga-Übungen zeigen eindrucksvoll, was Bewegung in uns an physischen und psychischen Energien freisetzen kann. Meinen Patienteneltern sage ich daher stets: »Schicken Sie Ihr Kind auf die Weide zum Toben, dann ist die Hyperkinetik schnell ausgeglichen – soweit Sie die empfohlenen Ernährungsansätze konsequent umsetzen.«

Bei ADHS-Kindern sind nicht Fernsehen oder eigener Computer im Kinderzimmer mit Cola, Chips und Schokolade angesagt, sondern liebevolle Zuwendung und Elternzeit beim gemeinsamen Wandern, Basteln, Musizieren, Fahrradfahren, Schwimmen oder Fußballspielen in der freien Natur.

Mein Fazit zur ADHS-Therapie

Aus diesem ganzheitlichen Verständnis heraus ist Kindern mit Hyperkinetik, aber auch Erwachsenen mit unruhigen Beinen (Restless legs), meist regelmäßig gut innerhalb von drei bis sechs Monaten zu helfen. Eine solche umfassende Therapie kommt völlig ohne Ritalin oder Restex aus, d. h. ohne Psychopharmaka, deren langfristige Folgen für die Gesundheit des kindlichen wie erwachsenen Gehirns noch gar nicht abzuschätzen sind. – Wobei ein Zusammenhang mit der Parkinsonerkrankung schon in mittleren Jahren zunehmend wissenschaftlich als gesichert gilt!

Interessanterweise hat Prof. Dr. Hüther aus Göttingen in einem zweiwöchigen Feriencamp in den Alpen bei ADHS-Jugendlichen einen 100 %igen Heilungserfolg erzielen können – bis die Eltern ihre Kinder wieder voll mit Süßigkeiten versorgt hatten. Nach nur 30 bis 45 Minuten kehrte bei allen die »Grunderkrankung« zurück!

Wissenschaftliche Mikrobiom-Studien:

Wohlfühlstudie, Parodontitis-Studie und Sportstudie im Spitzensport

Die Diskussionen mit klassischen Schulmedizinern kreisen trotz oft verblüffender Behandlungserfolge und reichlicher internationaler Literatur zur Orthomolekularen Medizin immer wieder um »nicht vorhandene« wissenschaftliche Studien. Um dem Bedürfnis dieser Therapeuten entgegenzukommen, hat die Firma hypo-A einige Studien zu ihren ganzheitlichen Konzepten durchführen lassen, die Therapeuten als Sonderdrucke anfordern oder im Therapeutenbereich auf der Homepage online lesen bzw. herunterladen können.

Göttinger Wohlfühlstudie 2002 mit Mikrobiom-Pflege

Um eine statistische Aussage über bestimmte Veränderungen der Regulation der Patienten objektivieren zu können, haben wir im Sommer 2002 in Zusammenarbeit mit Prof. Dr. Hüther von der Universität Göttingen eine Pilotstudie[37] zur hoT durchgeführt.

Dabei kamen die Behandlungsregime Wohlfühlpaket[38] sowie ODS 1[39] und ODS 2 jeweils vier Wochen zur Anwendung.

Als Messparameter dienten neben den von mir selber im Verlauf mehrfach durchgeführten kinesiologischen Testungen (AK) spezieller Muskeln, Störfelder und Hormondrüsen psychometrische Fragebögen.

Eine Eigenschafts-Wörter-Liste mit Fragen zu Antrieb, Müdigkeit, Depression, Verstimmung, allgemeiner Aktivität usw. klärte die Befindlichkeit ab.

Der zweite Fragebogen war eine Beschwerdeliste mit Fragen zum Befinden. Dabei waren Kopfschmerzen, Schlafstörungen, Gelenkschmerzen, Hauterscheinungen, Kloßgefühl, Völlegefühl,

Wärme- oder Kältegefühl, Herzklopfen, typische Wechseljahr-symptome und körperliche Frauenprobleme usw. von besonderem Interesse.

Beide Fragebögen waren in der Psychiatrie seit Jahren an-erkannt und gut validiert. Sie sind auf die Zuverlässigkeit ihrer Aussagen geprüft und bilden die Grundlage zahlreicher universitärer Untersuchungen.

Ergebnisse der Fragebogenerhebungen

Die folgende Grafik zeigt beispielhaft die Entwicklung verschiedener psychischer Parameter eines Studienteilnehmers unter den drei Therapieschritten innerhalb von zwölf Wochen.

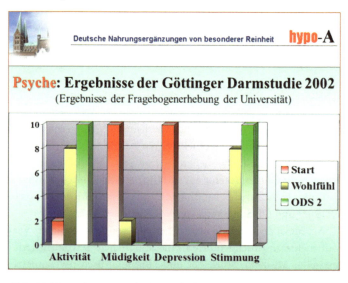

Abb. 31: Veränderung nach Eigenschaftswörtern, (Wohlfühl = nach dem Wohlfühlpaket, ODS 2 = nach Therapie mit ODS 2)

Die Aktivität und Stimmung steigen in nur 4 Wochen signifikant, die Depression hat sich aufgelöst und die Müdigkeit ist stark rückläufig unter dem Wohlfühlpakt. Unter der Darmsa-

148

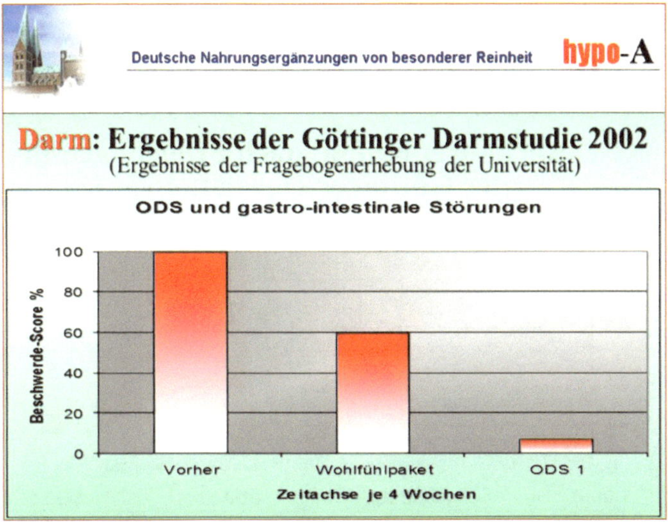

Darm: Ergebnisse der Göttinger Darmstudie 2002
(Ergebnisse der Fragebogenerhebung der Universität)

Abb. 32: Reduktion der Magen-Darm-Störungen unter Wohlfühl-paket und ODS 1 nach Auswertung der Fragebögen mit äußerst ungewöhnlichem, weil sehr gutem Ergebnis unter dem »unspezifischen« Therapieansatz, wie Prof. Hüther meinte.

nierung mit ODS 2 erreichen wir eine »Bombenstimmung und Superaktivität«, während sich sowohl die Müdigkeit als auch die Depression völlig aufgelöst haben.

Der Patient, der zu Beginn der Untersuchung subjektiv keinerlei Beschwerden gehabt hatte, hatte sich innerhalb von nur acht bis zwölf Wochen ohne Psychotherapie oder weitere Therapien in seiner Selbstwahrnehmung und im Lebensgefühl sehr stark positiv verändert.

Abb. 32 zeigt die Reduktion bzw. das Verschwinden der subjektiv geklagten Störungen aus dem Bauchraum als Summe aller Studienteilnehmer gemäß Erhebungsbogen.

Die zu Anfang geklagten Störungen haben sich unter dem Wohlfühlpaket auf 60 % reduziert und liegen nach weiteren vier Wochen unter der Darmsanierung ODS 1 bei nur noch ca. 7 %.

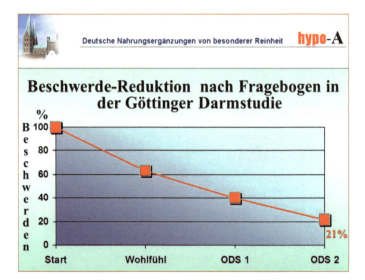

Abb. 33: Wohlbefinden im Verlauf der 12-wöchigen ODS
mit Reduktion der körperlichen und psychischen Beschwerden
um 78, 6 %

Bitte beachten Sie, dass die Ernährung der Probanden weiterhin
»normale deutsche Mischkost« bis hin zu McDonalds und Cola
war. Unter diesen Bedingungen ist dies Ergebnis besonders er-
freulich.

Abb. 33 zeigt, wie sich alle zu Beginn der Studie beklagten
körperlichen und psychischen Beschwerden unter der 3-monati-
gen Therapie verbessert haben.

Im statistischen Vergleich zeigt sich die signifikante Verbesserung des subjektiven wie des objektiven Befindens aller Teilnehmer.

Störfelder bzw. über Fragebögen erhobene Beschwerden konnten binnen nur zwölf Wochen unter dieser völlig »unspezifischen
Therapie« (Prof. Dr. Hüther) um 78, 6 % reduziert werden!

Zwei interessante Einzelfälle (= Kasuistiken)

Nachzutragen ist in dieser Zusammenstellung, dass bei zwei Teilnehmern klinische Krankheitsbilder, die nach Auskunft der behandelnden Mediziner durch eine wie auch immer geartete Therapie nicht zu bessern waren, völlig überraschend und unerwartet ausheilten.

In einem Fall handelte es sich bei einer attraktiven ca. 40-Jährigen um massive Ödeme in beiden Beinen, d. h. um starke Wassereinlagerungen, die seit Jahren bestanden. Auf meine Frage, wie es komme, dass sie sonst so gepflegt sei und trotzdem schuppige, offen nässende Beine habe, erklärte sie mir:

»Wenn ich schlanke Beine haben möchte, dann muss ich Entwässerungstabletten nehmen. Unter der Entwässerung habe ich zwar schöne Beine, aber einen Blutdruck von 90 zu 60 und keinerlei Lebensqualität. Müde ohne Ende! Also habe ich jetzt einen normalen, sowieso niedrigen Blutdruck zwischen 110 bis 120 als oberen Wert – und leider scheußliche Beine! Dafür bin ich sonst fit!«

Nach vier Wochen Therapie hatte sich an den Ödemen fast nichts geändert. Nach acht Wochen hatte sich nur wenig geändert und nach zehn Wochen, d. h. unter der Dickdarmsanierung, waren die Ödeme innerhalb von nur zwei Wochen vollständig verschwunden.

Der zweite Fall betrifft einen knapp 50-Jährigen. Bei meiner Eingangsuntersuchung fand ich links ein in 15 Grad Spitzfußstellung eingesteiftes, völlig unbewegliches oberes Sprunggelenk. Auf Nachfrage erklärte mir der Teilnehmer, dass das Gelenk in seiner Kindheit gebrochen war. Er war damals 8 Jahre alt und das Gelenk sei einfach von den Ärzten falsch behandelt worden und deshalb schlecht zusammengewachsen. Eine Bewegung im Gelenk war seither nicht mehr möglich und eine Verbesserung hatten innerhalb der letzten ca. 40 Jahre alle konsultierten Therapeuten ausgeschlossen. »Damit gehe ich irgendwann in die Kiste, sagen alle!«

In diesem Fall kam es unter der ODS 2 zu einer plötzlich Lösung der Gelenkblockade mit völlig freier Beweglichkeit des Gelenkes.

Man könnte so etwas Wunderheilung nennen. Ich nenne es das Ergebnis einer ausgezeichneten Reparationsleistung durch eine gesunde, freie Regulationsfähigkeit eines orthomolekular optimierten Körpers.

Ausgleich von Bissstörungen – CMD unter der hoT

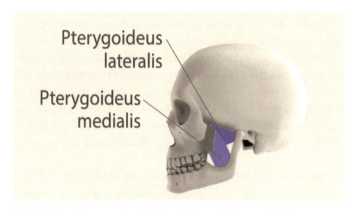

Abb. 34: Dysbalancen der Kiefergelenkmuskulatur sind die Ursache der craniomandibulären Dysfunktion (CMD). Hochdosierte Gaben von B-Vitaminen, Zink und den fettlöslichen Vitaminen A, D, E und K lösen meist die durch Stress entstandenen Probleme. Entsprechend empfiehlt sich die bei CMD das Reha 1 Paket, ggf. mit ADEK, zum Einstieg ggf. der Vit. B-Komplex plus, Vit. AE + Lycopin und Mineral plus. (TMG = Temporomandibulargelenk / Kiefergelenk) (Bildquelle: hoT-Arbeitsbogen Schmerzlöschung, VBN-Verlag)

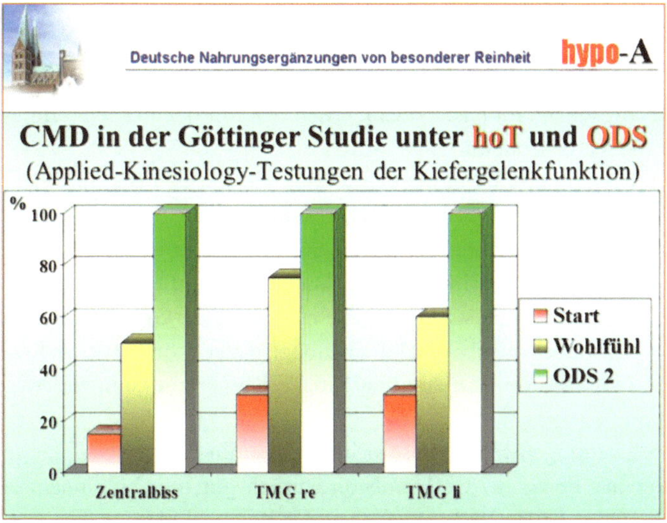

CMD in der Göttinger Studie unter hoT und ODS
(Applied-Kinesiology-Testungen der Kiefergelenkfunktion)

Abb. 35: Normalisierung von Bissstörungen unter der hoT Wohlf.
= nach 4 Wochen Wohlfühlpaket ODS 2 = nach 12 Wochen hoT
(TMG = Temporomandibulargelenk / Kiefergelenk; re = rechts; li =
links)

Knackende, schmerzende Kiefergelenke und eine verspannte
Halswirbelsäule deuten auf eine craniomandibuläre Dysfunktion
(CMD) hin. Dieses Phänomen ist in der Bevölkerung zunehmend
verbreitet und so zeigten auch in dieser Studie fünf von sechs Probanden eine mangelnde Bissregulation im energetischen AK-Test.

Das Spannende dabei war, dass diese Bissstörungen ohne jeg-
liche zahnärztliche Unterstützung und unabhängig von ihrer Ursache unter der 12-wöchigen hoT völlig ausgeglichen wurden.

Dies zeigt, dass sowohl eine ausreichende Ausstattung des Körpers mit Orthomolekularia als auch eine gesunde Darmbesied-
lung, Verdauung und Resorption von grundlegender Bedeutung
für die Funktion der Kaumuskulatur sind.

Ergänzende AK-Testungen der Bissregulation führten zu folgenden Ergebnissen:

1. Auch scheinbar Gesunde leiden oft unter latenten Bissregulationsstörungen, die sich als Verspannung oder Ziehen in einem Gelenk beim Kauen zeigen können.
2. Störungen im Kiefergelenk lassen sich mit der hoT sehr erfolgreich behandeln.
3. Eine intakte Grundregulation normalisiert den Biss unabhängig von der Ursache der Bissstörung.
4. Die hohe Qualität der Arbeit des Zahnarztes ist zwar in ihrer negativen Auswirkung beim kranken, schlecht geregelten Patienten extrem wichtig. Bei einer gesunden Grundregulation wird aber offenbar vieles an suboptimaler zahnärztlicher Restauration vom schwingungsfähigen Körper gut kompensiert.

Nachzutragen bleibt, dass sich der Vitamin B-Komplex plus in meiner Praxis bei CMD außerordentlich gut bewährt, indem er in vielen Fällen Verkrampfungen der Kaumuskulatur sofort löst. Dieses Phänomen wurde von Prof. Olaf Winzen aus der Craniomedizin Frankfurt in einer Untersuchungsreihe an mehr als 15 Patienten bestätigt und soll in einer Doktorarbeit umfassend untersucht werden.[40]

Zusammenfassung der Studienergebnisse

Unter der untersuchten Therapie (Wohfühlpaket + ODS 1 + ODS 2) konnte die Grundregulation der Patienten umfassend verbessert werden. Kleinere Ekzeme heilten ebenso ab wie sich die Muskel- und Gelenkfunktionen signifikant verbesserten. Die hormonelle Regulation wurde weitgehend normalisiert, wodurch sich u. a. Dysmenorrhö und Prämenstruelles Syndrom besserten.

Chronische Störfelder wurden schon innerhalb der ersten vier Wochen weitgehend eliminiert. Dieser Effekt wurde durch ODS 1 und ODS 2 weiter verstärkt, so dass am Ende der Studie fünf von sechs Patienten – zusätzlich zum gewonnenen Wohlbefinden – seit Langem bestehende Krankheiten und Gesundheitsstörungen ohne eine spezifische schulmedizinische Therapie auskuriert hatten und regulationsmedizinisch vollständig ausgeglichen waren.

Der Verlauf der klinischen, psychometrischen und kinesiologischen Befunde bestätigt die tägliche Praxiserfahrung, aus der heraus ich genau diese Präparate und Therapie für das zunehmend chronisch überlastete Ökosystem Mensch entwickelt habe.

Studie zur hoT bei hartnäckiger Parodontitis und Periimplantitis mit Mikrobiom-Pflege

Die Parodontitis stellt inzwischen die weltweit am schnellsten zunehmende und am weitesten verbreitete chronische bakterielle Entzündung dar.

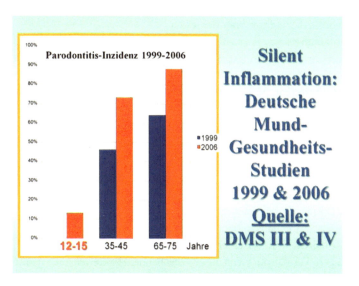

Abb. 36: Ergebnisse der deutschen Mundgesundheitsstudien zwischen 1999 und 2006[41]

155

In Deutschland leiden inzwischen mindestens 25 Millionen Erwachsene an Parodontitis und seit 2006 findet sich die Parodontitis leider schon bei 12- bis 15-Jährigen, wie Abb. 36 zeigt.

Vor einigen Jahren war Parodontitis noch eher eine Erkrankung des höheren Alters. Heute sind schon ca. 70 % der 35- bis 44-Jährigen betroffen. Inzwischen gehen in Deutschland ab dem 43. Lebensjahr mehr Zähne durch Parodontitis verloren als durch Karies[42]!

Bei einer Parodontitis ist im Gegensatz zur Gingivitis (= Zahnfleischentzündung) nicht nur das Zahnfleisch, sondern auch der darunterliegende Zahnhalteapparat entzündet. Langfristig führt eine unbehandelte chronische Parodontitis zu einer sogenannten Taschenbildung mit Einlagerung von Speiseresten und hoch virulenten, d. h. aggressiven Bakterien.

Häufig kommt es dann im Verlauf der Lokalerkrankung zur Zerstörung des umgebenden Knochengewebes und damit zum Zahnverlust.

Interessant: Weil sich bei einer Parodontitis bestimmte Bakterienarten meist in erhöhter Zahl in den Zahntaschen bzw. in Plaques, das sind Auflagerungen an den Zähnen, finden, geht die Parodontologie der Universitäten bisher immer noch von einer bakteriellen Infektion des Mundes als Ursache für eine Parodontitis aus. Daher mag der Einsatz von Antibiotika zur Abtötung der unerwünschten Bakterien auf den ersten Blick sinnvoll erscheinen. Dabei muss man jedoch bedenken, dass ein gesunder Mensch durchaus in der Lage ist, diese Bakterien selber in Schach zu halten. Erst bei einer Abwehrschwäche kann es zur übermäßigen Vermehrung von krank machenden Bakterien und damit zur ausgeprägten Parodontitis kommen. Gerade die körpereigene Abwehr schwächt man jedoch durch den Einsatz von Antibiotika zusätzlich. Darüber hinaus unterstützt man durch wiederholte Antibiotikatherapien eine Resistenzentwicklung von Keimen, die lebensbedrohlich werden kann.

Langfristig kann eine Parodontitis-Therapie daher nur dann Erfolg haben, wenn sie das Immunsystem des Patienten unterstützt. Dabei sind das Milieu im Darm und in den Geweben sowie insbesondere die Ernährung zu berücksichtigen, um den Menschen insgesamt in seiner Abwehr gegenüber Infekten durch Viren und Bakterien zu stärken.

Naturheilkundliche Vorgeschichte

Seit den 1990er-Jahren habe ich in meiner Praxis immer wieder beobachtet, dass bei orthopädisch chronisch Kranken, die im Rahmen der hoT umfassend mit Nährstoffen versorgt wurden, sich »nebenbei« eine eventuell vorhandene Parodontitis besserte. Bei näherer Untersuchung und eingehender Beschäftigung mit dem Zahnschema nach Voll und Kramer erkannte ich, dass die Mundschleimhäute offenbar Veränderungen des Gesundheitszustandes im ganzen Körper widerspiegeln.

Seither lautet eine Startfolie bei meinen zahnärztlichen Vorträgen:

Was vor 5000 Jahren noch jeder Pferdeknecht wusste:
Die Gesundheit eines Pferdes ist am Gebiss zu erkennen!
Und das gilt auch heute noch für den Menschen!

Daher lag es für mich nahe, gezielt für meine Patienten eine Parodontitis-Therapie zu entwickeln, die ursächlich, d. h. über die Stärkung der Abwehr und Verbesserung der allgemeinen Gesundheit die parodontale Situation verbessert. So entstand eine speziell auf Parodontitis-Patienten abgestimmte hoT, deren Wirksamkeit in der vorgestellten Studie[43] untersucht wurde. Eine inzwischen weiter optimierte Version des Einnahmeplans finden Sie unter Therapie für Parodontitis, Periimplantitis.

Ablauf der Studie

In die Studie aufgenommen wurden nur Patienten mit einer besonders hartnäckigen Parodontitis, die in den vergangenen zwei Jahren nicht wie gewünscht auf eine zahnmedizinische Standard-

Meridian Organ	Niere links	Blase links	Leber links	Dickd. links	Lunge links	Pan-kreas	Magen	Herz
Endokrines System	Epiphyse		Hypophyse Hinterlappen		Thymus	Schild-drüse	Neben-schild-drüse	Hypo-physe VL
hoT-Präparat	ADE, AEL, MG, 4Vag, MIP, Sym.	AZN, 3SP, 4Vag, MGC, Sym.	AEL, BK, 3SP, SK, Sym.	3SP, ENZ, FE, KAL, 4Vag, Sym.	AEL, AZN, 3SP, BK, Sym.	ENZ, 3SP, ADE, AEL, Sym.	BK, ENZ, 3SP, MIP	ADE, AEL, Q10, SEC, MGC, Sym.
Zähne	21	22	23	24	25	26	27	28
Kiefer links	31	32	33	34	35	36	37	38
hoT-Präparat	AZN, 3SP, 4Vag, MGC	ADE, AEL, MG, 4Vag, MIP	ADE, AEL, SK, MG	ENZ, 3SP, ADE, AEL	BK, ENZ, 3SP, MIP, Sym.	3SP, FE, ENZ, KAL, 4Vag, Sym.	AEL, AZN, 3SP, BK, Sym.	3SP, ENZ, BK, MGC, SPE, Sym.
Endokrines System	Nebenniere		Gonaden (Keimdrüsen)		Lymph-system	Venen	Arte-rien	periph. Nerven
Meridian Organ	Blase links	Niere links	Gallen-blase	Milz	Magen links	Dickd. links	Lunge links	Dünnd. links

Abb. 37: Zahn-Meridian-Organ-hoT-Beziehungen. Zahnschema der *linken* Kiefernhälfte nach Voll und Kramer modifiziert von P.-H. Volkmann
(3SP = 3-SymBiose plus, 4Vag = 4Vag-Vagnialzäpfchen, ADE = ADEK, AEL = Vit. AE + Lycopin, AZN = Acerola Zink, BK = Vit. B-Komplex plus, ENZ = Enzyme, FE = Eisen plus Acerola Vit. C, KAL = Kalium spe, MG = Magnesium, MGC = Magnesium-Calcium, MIP = Mineral plus, SEC = Selen plus Vit. C, SK = Schwarzkümmel-öl, SPE = Spurenelemente, Sym.= Symbioselenkung mit ODS 1A + ODS 2, Q10 = Q10 plus Vit. C, VL = Vorderlappen)

therapie inklusive Operation und verschiedener Antibiotika angesprochen hatten.

Als Parameter für die Ausprägung der Parodontitis wurde bei den Patienten die Aktivität der Matrix-Metallo-Proteinase-8 (aMMP-8) gemessen. Das ist ein vom Körper produziertes Enzym, das als Kollagenase Kollagen zerschneiden kann und für den mit der aktiven Parodontitis verbundenen Gewebeabbau verantwortlich ist.

Meridian Organ	Herz	Magen	Pankreas	Lunge rechts	Dickd. rechts	Leber rechts	Blase rechts	Niere rechts
Endokrines System	Hypophyse VL	Nebenschilddrüse	Schilddrüse	Thymus	Hypophyse Hinterlappen		Epiphyse	
hoT-Präparat	ADE, AEL, Q10, SEC, MGC, Sym.	BK, ENZ, 3SP, MIP	ENZ, 3SP, ADE, AEL, Sym.	AEL, AZN, 3SP, BK, Sym.	3SP, ENZ, FE, KAL, 4Vag, Sym.	AEL, BK, 3SP, SK, Sym.	AZN, 3SP, 4Vag, MGC, Sym.	ADE, AEL, MG, 4Vag, MIP, Sym.
Zähne	18	17	16	15	14	13	12	11
Kiefer rechts	48	47	46	45	44	43	42	41
hoT-Präparat	3SP, ENZ, BK, MGC, SPE, Sym.	AEL, AZN, 3SP, BK, Sym.	3SP, FE, ENZ, KAL, 4Vag, Sym.	BK, ENZ, 3SP, MIP, Sym.	ENZ, 3SP, ADE, AEL	ADE, AEL, SK, MG	ADE, AEL, MG, 4Vag, MIP	AZN, 3SP, 4Vag, MGC
Endokrines System	periph. Nerven	Arterien	Venen	Lymphsystem	Gonaden (Keimdrüsen)		Nebenniere	
Meridian Organ	Ileum rechts	Lunge rechts	Dickd. rechts	Magen rechts	Milz	Gallenblase	Niere rechts	Blase rechts

Abb. 38: Zahn-Meridian-Organ-hoT-Beziehungen. Zahnschema der *rechten* Kiefernhälfte nach Voll und Kramer modifiziert von P.-H. Volkmann

In der Studie sollte nun geprüft werden, ob die von mir entwickelte viermonatige Standardtherapie die Aktivität der aMMP-8 bzw. die Gewebezerstörung senken und die Parodontitis verbessern kann.

Ergebnisse der Parodontitis-Studie

Nach drei bzw. vier Monaten verbesserten sich die aMMP-8-Werte aller Patienten, d. h. bei 100 % der Teilnehmer signifikant!

Bei der Hälfte der Patienten war schon nach drei Monaten der durch aMMP-8 bedingte Gewebeabbau gestoppt und die Entzündungsaktivität, definiert durch den Grenzwert von aMMP-8 mit 8 nmol/ml, befand sich im normalen, entzündungsfreien Bereich.

Bei der anderen Hälfte der Patienten hatten sich die aMMP-8-Werte – nach anfänglicher signifikanter Besserung durch die

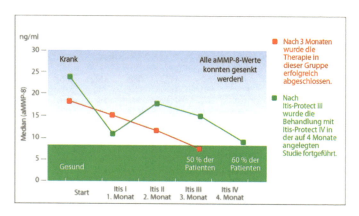

Abb. 39: Verlauf der Mittelwerte der aMMP-8-Werte, einem Entzündungsparameter von Parodontitis-Patienten unter 3- bzw. 4-monatiger hoT

Dünndarmsanierung −, vorübergehend verschlechtert, normalisierten sich dann aber als Zeichen des gestoppten Gewebeabbaus bei insgesamt 60 % am Ende des vierten Therapiemonats.

Durch die breit angelegte Versorgung mit hochreinen Mikronährstoffen ließ sich die Entzündungsaktivität bei allen Probanden nachdrücklich verringern. Normale aMMP-8-Werte wurden jedoch frühestens nach abgeschlossener Dünn- und Dickdarmsanierung am Ende des dritten Monats erreicht. Offenbar spielt die dysbiotische oder symbiotische Besiedelung des Darmes sowie die korrigierende Symbioselenkung für eine wirkliche Ausheilung dieser chronischen Regulationsstörung im Körper eine besonders wichtige Rolle.

Besonders auffällig bei dieser Studie sind die zwei unterschiedlichen Kurvenverläufe der Mediane (Abb. 39). die erst am Ende der Studie so auseinandergerechnet wurden.

Der Median, nicht zu verwechseln mit einem Meridian – einer Energiebahn im Körper, ist die mittlere Kurve von eventuell sehr vielen unterschiedlichen Kurven und zeigt, weil sie Durchschnittswerte bewusst nicht berücksichtigt, die mögliche Wirksamkeit oder Unwirksamkeit einer Therapie auch bei kleineren Studiengruppen relativ genau an.

Zusammenfassung der Parodontitis- und Periimplantitisstudie mit aMMP-8

Die rote Kurve in Abb. 39 zeigt uns Patienten, die zu Beginn der Studie eine relativ geringere Menge an aMMP-8 als Nachweis ihrer Entzündung am Zahnhals bildeten. Diese Gruppe sprach gut auf die drei Therapieschritte an und wurde mit jedem Schritt gesünder, bis am Ende des dritten Monats die Entzündung aller Teilnehmer dieser Gruppe auskuriert war.

Die Teilnehmer der blauen Kurve lagen zu Beginn mit ihren aMMP-8 Ausgangswerten – und damit in ihrer Entzündungsaktivität – wesentlich höher. Sie sprachen ausgezeichnet, weil noch besser als die Vergleichsgruppe, auf den ersten Therapieschritt mit Itis-Protect I an. Mit Beginn der ODS 1, d.h. der Dünndarmsanierung, verschlechtert sich plötzlich und völlig unerwartet für die beteiligten Untersucher die mit aMMP-8 nachzuweisende Entzündungsaktivität, so dass sogar der Abbruch der Studie diskutiert wurde.

Aufgrund meiner langen Erfahrung mit den von mir entwickelten Konzepten kannte ich dieses Phänomen, das einige meiner Patienten gelegentlich beklagten:

»Unter dem ersten Schritt ging es mir nach zwei bis drei Wochen plötzlich richtig gut, und jetzt unter der Darmsanierung wird es wieder schlechter – fast wie vorher!«

Wer gelegentlich alte Literatur der Medizin und Naturheilkunde liest, stößt manchmal auf den Begriff »Heilkrise«. Darunter versteht man eine plötzliche Verschlechterung eines Krankheitsbildes, wie wir sie ähnlich bei der sogenannten homöopathischen Erstverschlimmerung öfter sehen.

In genau diesen Zusammenhang habe ich seinerzeit diese scheinbare Verschlechterung gestellt, nachdem wir eindeutig geklärt hatten, dass

➤ die Werte des aMMP-8 sich bei diesen einzelnen Patienten

zwar gegenüber ihrem Wert am Ende von Itis-Protect I relativ verschlechtert hatten

➢ aber kein einziger Patient am Ende des zweiten Monats einen schlechteren aMMP-8 Wert hatte, als sein eigener Entzündungswert vor Beginn gewesen war

➢ für alle Teilnehmer eine relative Verminderung ihrer persönlichen Entzündungsaktivität unter der Therapie eindeutig nachzuweisen war.

Es war eine schöne Bestätigung für unsere Arbeit, dass sie im Mai 2013 in Düsseldorf durch die Hand der Gesundheitsministerin Barbara Steffens mit dem CAM Award 2013 als herausragende naturheilkundliche Publikation ausgezeichnet wurde. – Aber es wird wohl noch mindestens weitere zehn Jahre dauern, bis sich unsere Ideen im universitären Denken der Zahnmedizin einen sicheren Platz erobert haben.

Sportstudie zur hoT im Leistungssport

Angesichts der Muskel-Meridian-Organ-Diagramme in diesem Buch drängt sich ja die Frage nach der Relevanz in der Sportmedizin geradezu auf, nicht wahr?

Von vielen Sportlern hören Sie, dass sie leistungssteigernde Präparate nehmen. Eiweiß-Shakes, aber auch Mineralstoffmischungen usw. von teilweise höchst zweifelhafter Zusammensetzung und Qualität. Doping wird dabei immer wieder billigend in Kauf genommen.

In meiner Praxis behandle ich seit Ende der 1990er-Jahre Freizeit- und wiederholt Spitzensportler. In St. Anton 2001 betreute ich ab Freitagabend Martina Ertl, die nach ihrem schweren Sturz wenige Wochen zuvor durch eine hoch dosierte hoT innerhalb weniger Tage fit gemacht wurde.

Eigentlich hätte sie dort gar nicht starten sollen. Aber am Mittwoch – nach nur vier Tagen hoT – entschloss sich der Deutsche Skiverband, sie »unter ferner liefen« starten zu lassen. Sie können sich vorstellen, mit welchem Gefühl ich in der berühmten ersten Reihe im Stadion saß, als sie die Goldmedaille gewann!

Seither betreue ich Sportler verschiedenster Sportarten in meiner Praxis meist mit ganzheitlicher Behandlung, aber auch zum Coachen. Zwischenzeitlich liefen Fußballer des FC Schalke 04 oder Drente bei mir auf. Ob Maritime Fünfkämpfer, Triathleten, Segler und Segelmannschaften wie die Yngling-Schümann-Crew aus Berlin, Tennisspielerinnen wie Angelique Kerber und Mona Barthel oder aktuell der international an der Spitze gehende Geher Christopher Linke aus Potsdam: Sie alle nutzen oder nutzten »das Ölkännchen für Nerven, Muskeln und Gelenke – die hoT«– *ohne* Doping!

Zur möglichen Leistungssteigerung im Spitzensport liegt eine sehr überzeugende Sportstudie des ehemaligen Reha- und Physiotrainers des VfL Wolfsburg, Andreas Koch, vor, deren Ergebnisse ich hier kurz zusammenfasse:

Parameter	hoT-Gruppe	Kontroll-Gruppe
Schnelligkeit Vmax	+ 2, 6 %	0
Muskelkraft	+ 30 %	– 11 %
Vollbelastung, bei der maximal 4 mmol/l Laktat pro ml Blut erreicht wird*	+ 45 %	+ 20 %
Herzfrequenz bei Vollbelastung	– 1, 8 %	– 1, 2 %
Bewegungsumfang	+ 40 %	– 10 %
Psychometrie-Skala	+ 1, 0	– 4, 0

Tab. 3: Leistungssteigerung mit der hoT bei Frauen des VfL Wolfsburg, Daten von Andreas Koch, damaliger Reha- und Physiotrainer des Teams
* Der Wert von 4 mmol Laktat pro ml Blut, auch Laktatschwelle oder anaerobe Schwelle genannt, gibt einen allgemeinen Durchschnittswert an, bei dem der Körper in Sauerstoffnot, also in den anaeroben Bereich, gerät.

Die ganze Damen-Mannschaft des VfL Wolfsburg wurde nach der obigen Studie von mir 2012 und 2013 intensiv auf ihrem Weg zum Triple-Sieg in Chelsea gecoacht und behandelt.

In Moskau hatte ich beim Spiel in der Champions-League unsere Wolfsburgerinnen fit gemacht. In Chelsea habe ich einige Spielerinnen noch in der Pause manualtherapeutisch und mit oralen Schmerzlöschungen fit gehalten, so dass sie mit dem immer notwendigen Quäntchen Glück den 1:0 Sieg über die seit 93 Spielen ungeschlagenen Damen von Olympique Lyon vom Platz trugen. Zurzeit betreue ich unter anderem die sehr erfolgreiche Kickboxerin Natalie Zimmermann auf ihrem Weg zur EM und WM.

Wissenschaft, die Wissen schafft?

Disease-Management statt Gesundheitsforschung

Die ganzheitliche Naturheilpraxis bestätigt immer wieder, dass für eine tatsächliche Heilung chronischer Erkrankungen verschiedene therapeutische Prinzipien effizient miteinander kombiniert werden müssen. Werden Mitursachen einer chronischen Erkrankung ausgeschaltet, kann der Allgemeinzustand des Patienten verbessert werden. Eine vollständige Heilung wird mit einem Therapieansatz, der nur eine Ursache berücksichtigt, nur selten gelingen.

Aus diesem Grunde sind viele schulmedizinische Therapien langfristig zum Scheitern verurteilt, wie die rasante Zunahme von Krebserkrankungen ebenso belegt wie die Zunahme chronisch Kranker und »neuer Krankheiten«, für die das Behandlungsziel Gesundheit in der deutschen Medizin aufgegeben und durch Krankheitsmanagement (Disease-Management) abgelöst wurde.

Mit Krankheit leben lernen? – Bitte nicht!

»Mit Krankheit leben lernen?«, so heißt das neue Motto moderner Gesundheitspolitik. Da passt es gut ins Bild, dass man politisch z. B. der Homöopathie, Nosoden- und Phytotherapie durch pseudowissenschaftliche Regeln den Garaus machen will.

200 Jahre Erfahrungsmedizin? – Das heißt heute gar nichts! – Und die Unwissenheit in der Bevölkerung wird gesetzlich sichergestellt durch das Verbot, bei Homöopatika Anwendungsgebiete anzugeben.

Nach einer amerikanischen Metaanalyse haben Kniegelenk-Operationen in ca. 80 % keinen positiven Einfluss auf eine Arthroseentwicklung und sollten deshalb deutlich seltener durchgeführt werden! Vergleichbares gilt für Rückenoperationen.

Stents zur Erweiterung von arteriosklerotischen Ablagerungen in den Herzarterien sind Bypass-Operationen am Herzen deutlich unterlegen, erhöhen das Infarktrisiko und werden viel zu oft mit falscher Indikation eingesetzt!

Medikamente zur Behandlung von Depressionen sind wenig effektiv, haben viele unerwünschte Nebenwirkungen und sind meistens nicht angezeigt! – Johanniskraut ist demgegenüber effektiv – aber einfach zu billig für das deutsche Gesundheitswesen!

30 Jahre wissenschaftlich gesicherter Hormonersatz in den Wechseljahren – State of the Art! – Jetzt der wissenschaftliche Irrtum nach Goldstandard?

Hormonersatz, Lipobay, Trasylol und Vioxx sollten Doppelblind-Gläubigen wie Tinnitus (Ohrgeräusche) in den Ohren klingen! Aber man operiert weiter und weiter und therapiert nach Goldstandard auch in Universitätskliniken, wo immer wieder Endometriose- und Kinderwunschpatientinnen Therapien unterzogen werden, die oft den Terminus »Körperverletzung« eher verdienen als »moderne Medizin«.

Wissenschaft war einmal etwas, das Wissen schafft! Im Zeitalter von Disease-Management ist diese Wissenschaft leider oft zu etwas geworden, was Leiden schafft!

Das Leiden gilt besonders auch in der Krebstherapie, in der das Befinden der Patienten meist zugunsten marginaler Lebensverlängerungen von wenigen Tagen oder Wochen vernachlässigt wird.

Diskutiere ich dann mit Onkologen, so betonen sie immer wieder, dass eine hoT eher gefährlich für die Patienten sei, weil sie unbekannte und ungewollte Interaktionen mit der Chemotherapie verursache.

Sehe ich mir dagegen meine Neuzugänge onkologischer Patienten an, die oft ohne jede Hoffnung, stark abgemagert, müde und ohne Antrieb zu mir kommen, dann ist das meist ein Bild des Jammers. »Ich weiß auch nicht so recht, was ich hier soll, aber meine Frau hat gemeint, wir sollten es bei Ihnen noch einmal versuchen!«

Wenn solche Patienten dann unter der hoT, in Verbindung mit

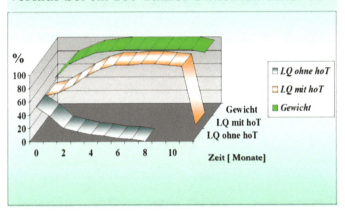

**Lebensqualität, Gewicht und Krankheits-
verlauf bei ca. 100 Tumor-Patienten unter hoT**

Abb. 40: Krebs, Lebensqualität und Überlebenszeit ohne und mit
einer breiten Substitution der hoT. Dargestellt ist die Lebensqualität
(LQ) unter hoT und ODS begleitend in den letzten Monaten einer
Tumorerkrankung. Nicht zuletzt die zügige Gewichtszunahme
unter der hoT nach Bestrahlung und Chemotherapie spricht eine
deutliche Sprache: Magen und Darm funktionieren wieder – und
dann geht es auch der Seele wieder gut!

einer radikalen Kostumstellung auf ökologische Frischkost und
weitere ganzheitsmedizinische Verfahren innerhalb weniger Wochen 5 kg Gewicht zunehmen, wieder Fahrrad fahren oder hoch
motiviert zum Skilaufen gehen, dann ist das das beste Kontrast-
programm zur klinischen Onkologie.

Wenn der mitbehandelnde Onkologe bei einem Patienten
mit Pankreaskarzinom meinte, die Primärdiagnose der Universität müsse falsch gewesen sein wegen der 5 Jahre Überlebenszeit,
dann ist für Patient und Arzt erreicht, was wir uns alle gewünscht
haben: Eine hohe Lebensqualität, verbunden mit einer signifikan-
ten Lebensverlängerung.

Während viele Krebspatienten unter den üblichen schulmedizinischen Therapien langsam vor sich hinsiechen und unter Schmerzen sowie unter ihrer schlechten Lebensqualität leiden, sehen wir bei meinen Krebspatienten immer wieder, dass es nach einer vergleichsweise langen Zeit mit hoher Lebensqualität wie von mir angekündigt plötzlich bergab geht und der Tod rasch eintritt. Ein Verlauf, den sich die meisten meiner Krebspatienten wünschen.

Einnahmepläne zur Entgiftung,

Entschlackung und Darmsanierung

Die folgenden Tabellen erläutern die Einnahme-Empfehlungen der hoT allgemein und zu speziellen Gesundheitsproblemen wie der Parodontitis sowie für Silent Inflammation – der diffusen, leichten chronischen Entzündung, die Allergien und z. B. schlechte Leberwerte sowie Blutbildveränderungen begleitet.

1. Schritt: Entgiftung und Ausleitung mit dem Wohlfühl plus bzw. Reha 1 Paket

Präparat	1./2. Woche	3./4. Woche
Lachsöl	3 × 2–3 Kapseln vor dem Essen[44]	3 × 2 Kapseln vor dem Essen
Spurenelemente[45]	3 × 1–2 Kapseln zum Essen	2 × 1 Kapsel zum Essen
Vitamin B-Komplex plus[46]	3 × 1–2 Kapseln zum Essen	2 × 1 Kapsel zum Essen
Magnesium-Calcium	3 × 1 Kapsel nach dem Essen	3 × 1 Kapsel nach dem Essen + ggf. 2 zur Nacht

Dieses Paket baut bei den meisten Patienten in zwei bis drei Wochen neue Energie auf. Es schließt Lücken in der kranken Darmwand und schützt die Schleimhäute bei Leaky Gut vor eindringenden Giften in die sogenannte Submukosa. Erweitert um ADEK löscht es bei Frauen, die an einem Prämenstruellen Syndrom (PMS) leiden, innerhalb von vier Wochen in mehr als 50 % der Fälle die »psychosomatischen« Beschwerden.

2. Schritt: Dünndarmsanierung mit ODS 1A

Präparat	1./2. Woche	3./4. Woche
Vitamin AE + Lycopin[47]	3 × 2 Kapseln vor dem Essen	2 × 1 Kapsel vor dem Essen
Schwarzkümmelöl[48]	3 × 2–3 Kapseln vor dem Essen	3 × 2 Kapseln vor dem Essen
3-SymBiose	3 × 1 Kapsel zum Essen	3 × 1 Kapsel zum Essen
Kalium spe	3 × 1 Kapsel zum Essen	3 × 1 Kapsel zum Essen

3. Schritt: Dickdarmsanierung mit ODS 2

Präparat	1./2. Woche	3./4. Woche
Lachsöl[49]	3 × 2–3 Kapseln vor dem Essen	3 × 2 Kapseln vor dem Essen
Schwarzkümmelöl[50]	3 × 2–3 Kapseln vor dem Essen	3 × 2 Kapseln vor dem Essen
3-SymBiose plus	3 × 1 Kapsel zum Essen	3 × 1 Kapsel zum Essen
Magnesium-Calcium	3 × 1 Kapsel nach dem Essen	3 × 1 Kapsel nach dem Essen

Je nach Fall und Problemstellung bei meinen Patienten empfehle ich parallel zu ODS 1, ODS 1A und ODS 2 die zusätzliche, weitere Einnahme von jeweils ein bis zwei Kapseln Vitamin B-Komplex plus und Spurenelementen zum Mittag, um eine zumindest minimale Zinkversorgung bei den meist chronisch Kranken sicherzustellen.

Therapie für Parodontitis, Periimplantitis, Silent Inflammation und Reizdarmsyndrom

1. Schritt: Itis-Protect I – Entgiftung, Zellschutz

Präparat	1.–4. Woche
ADEK	3 × 1 Kapsel vor dem Essen
Acerola-Zink	3 × 1 Kapsel zum Essen
Q10 plus Vitamin C	3 × 1 Kapsel zum Essen
Mineral plus	3 × 1 Kapsel nach dem Essen

In besonders schweren Fällen drohenden Implantat- oder Zahnverlustes kann als Rettungsversuch im ersten Monat die doppelte Tagesdosis Itis-Protect I gegeben werden, wie unter anderem ein exemplarischer Fall mit Bulimie aus der Schweiz unterstreicht.

2. Schritt: Itis-Protect II – Dünndarmpflege

Präparat	5.–8. Woche
Schwarzkümmelöl	3 × 1 Kapsel vor dem Essen
Vitamin AE + Lycopin	3 × 1 Kapsel vor dem Essen
3-SymBiose	3 × 1 Kapsel zum Essen
Kalium spe	3 × 1 Kapsel zum Essen

3. Schritt: Itis-Protect III – Dickdarmpflege

Präparat	9.–12. Woche
Lachsöl	3 × 1 Kapsel vor dem Essen
Schwarzkümmelöl	3 × 1 Kapsel vor dem Essen
3-SymBiose plus	3 × 1 Kapsel zum Essen
Magnesium-Calcium	3 × 1 Kapsel nach dem Essen

4. Schritt: Itis-Protect IV – Nachsorge ggf. länger

Präparat	13.–16. Woche
Vitamin AE + Lycopin	3 × 1 Kapsel vor dem Essen
3-SymBiose plus	3 × 1 Kapsel zum Essen
Q10 plus Vitamin C	3 × 2 Kapsel zum Essen
Magnesium-Calcium	3 × 1 Kapsel nach dem Essen

Unter großem Stress, bei schlecht zu kompensierenden Belastungen aus Arbeit und Umwelt sowie zur langfristigen Prophylaxe bei schlechtem Zahnhalteapparat oder Multimorbidität kann Itis-Protect I ggf. in reduzierter Tagesdosierung mit Itis-Protect IV im täglichen Wechsel als Erhaltungstherapie genommen werden.

hoT zur Optimierung von Operations-Ergebnissen

Alles ist mit allem verknüpft! Deshalb gilt die hier vorgestellte hoT für Operationen ganz allgemein. Dabei ist es egal, ob es sich um einen Knochenbruch, eine Zahnwurzel-OP, einen Herzinfarkt oder um eine Geburt handelt. In allen Fällen werden viele Gewebestrukturen zerstört. In der Heilungsphase nach Abräumen abgestorbener Zellen z. B. der Plazenta usw. sind gesunde Gewebe neu aufzubauen.

Der Operateur kann operativ sanieren. Heilen muss Ihr Körper selber! Nach Operationen ist es ist wie im richtigen Leben: Zum Bauen benötigt der Körper Baustoffe!

Der Umbau von Wundgeweben zu gesunden, belastbaren Strukturen kann durch relativen Vitamin- oder Zinkmangel erschwert, aber durch eine umfassende Zufuhr hochwertiger Orthomolekularia deutlich gefördert werden. Das gilt insbesondere für Nervenverletzungen durch Unfälle oder Schlaganfälle, aber auch beispielsweise für eine Gürtelrose (Herpes Zoster). Die berüchtigte Zoster-Neuralgie mit starken dauerhaften Schmerzen habe ich bei von Anfang an ganzheitlich behandelten Patienten so gut wie nie gesehen – wobei auch derartige Schmerzen oft im Nachhinein noch gut auf die orale Schmerzlöschung ansprechen.

Siehe dazu das Diagramm zur Wundheilungsuntersuchung an Rattenhaut (Abb. 41).

Im Wissen, dass es in biologischen Systemen keinen enzymatischen oder hormonellen Prozess ohne Beteiligung von Metallionen gibt, erscheint die gezielte Zufuhr hypoallergener Orthomolekularia, d. h. reiner Vitamine, Spurenelemente usw., logisch sinnvoll – nicht zuletzt auch vor dem Hintergrund weltweiter Studien.

Zur Minderung störender Ernährungseinflüsse auf die Wundheilung empfehle ich meinen Patienten neben einer strikten Ernährung mit Bio-Frischkost unter konsequenter Meidung von

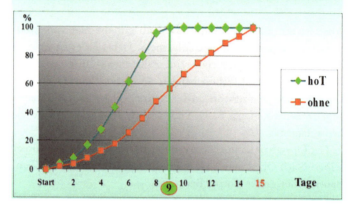

**Wund- bzw. Verletzungsheilung
mit und ohne hoT an Rattenhaut**

Abb. 41: Wissenschaftliche Untersuchung zur Wundheilung

Convenience Food die unten dargestellte, umfassende Hochdosis-hoT[51].

Die Wundheilung kann weiter gefördert werden durch Verminderung oder Einstellen eventuellen Rauchens und von Alkoholgenuss während der Wundheilung. Die verbesserte Einstellung eines Diabetes mellitus vor und während operativer Phasen fördert den Heilungsprozess zusätzlich.

Die Trinkmenge reinen Wassers aus Glasflaschen sollte bei ansonsten Gesunden mindestens 2 Liter täglich betragen. Zu Beginn der vorbeugenden Heilungsbehandlung kann es durch Maximierung der Entgiftung und Ausleitung kurzzeitig zur orthomolekularen Erstverschlimmerung mit beispielsweise Muskel- oder Gelenkschmerzen kommen. Dann ist die Trinkmenge zu erhöhen und die hoT-Zufuhr ggf. 2 bis 4 Tage einschleichend auf ein- bis zweimalige tägliche Gabe zu reduzieren. Für Magenschutz und Darmpflege kann zusätzlich ggf. 3-SymBiose plus, 3- bis 5-mal

174

täglich 1 bis 2 Kapseln zu den Mahlzeiten, prophylaktisch eingesetzt werden, das in Fällen von akuten Entzündungen oder Durchfällen regelmäßig gut vertragen wird. Im Gegensatz dazu steht die Erfahrung, dass latent Gesunde bei alleinigem Einsatz von 3-SymBiose plus oft Magen-Darm-Probleme bekommen können. Dann ist das Immunsystem des Darmes einfach überfordert!

Der unten folgende Therapieansatz fördert die Gewebeheilung und reduziert mögliche post-OP Schwellungen, Wundschmerzen und Wundheilungsstörungen eindrucksvoll. Eine gesunde Wundheilung ist nach 24 Stunden weitgehend bis völlig schmerzfrei – wenn der Körper alle erforderlichen Mittel zur Heilung in sich findet!

Das konnte ich selber an mir nach einer schweren Tibiakopf-Impressionsfraktur mit 25 Grad Achsabweichung des Unterschenkels nach außen feststellen:

Der geschlossene Bruch schmerzte nur kurz. Eine sofort eingesetzte Hochdosis-hoT mit einer breiten Palette von bis zu 60 (!) Kapseln pro Tag löschten die Schmerzen sofort völlig aus! Nach der Operation erhielt ich noch zwei Tage über einen Tropf Schmerzmittel, die ich aber angesichts einer neuen Infusionsflasche zurückwies.

Nach intensivem Gespräch mit dem Chefarzt willigte ich ein, ggf. nachts oral ein starkes Schmerzmittel zu nehmen und bitte nicht die Nachtschwester zu alarmieren! Bei meiner Entlassung gab ich das Präparat lächelnd zurück und wurde zu der unerwartet schnellen Abschwellung und guten Beweglichkeit des frisch operierten Beines vom Klinikchef persönlich beglückwünscht.

Nachzutragen bleibt in diesem Zusammenhang seine Bemerkung:

»Solch ein Knie mit derart intakten, gesunden Knorpeloberflächen sehe ich hier in Zell am See vielleicht noch bei 14-Jährigen. Alle anderen Unfallopfer haben zunehmend zerstörte Knorpel und Kniegelenke. Aber Ihr frisch operiertes Knie wird in zwei bis drei Jahren ganz sicher auch eine Arthrose entwickeln. Da ist nichts zu machen – trotz bester OP-Technik.

Dass Ihre außergewöhnlich gesunden Kniegelenkknorpel wirklich von Ihrer gesunden Bio-Ernährung und von Ihrer hoT herkommen sollen, kann ich mir jedoch beim besten Willen nicht vorstellen! «

Dieser schwere Skiunfall ist jetzt annähernd zehn Jahre her – bei gleicher freier Beweglichkeit meiner beiden Kniegelenke findet sich von einer Gonarthrose (= schmerzhafte Kniegelenksarthrose) selbst im 70. Lebensjahr keine Spur!

Präparat	2 Wochen vor OP	2 Tage vor OP	5 Tage nach OP	weiterhin
Vitamin AE + Lycopin	3 × 1 Kps. zu Beginn d. M.*	3 × 2 Kps. zu Beginn d. M.*	3 × 2 Kps. zu Beginn d. M.*	3 × 1 Kps. zu Beginn d. M.*
ADEK	3 × 1 Kps. zu Beginn d. M.*	3 × 2 Kps. zu Beginn d. M.*	3 × 2 Kps. zu Beginn d. M.*	3 × 1 Kps. zu Beginn d. M.*
Vitamin B-Komplex plus	3 × 1 Kps. zur Mahlzeit	3 × 2 Kps. zur Mahlzeit	3 × 2 Kps. zur Mahlzeit	3 × 1 Kps. zur Mahlzeit
Spuren-elemente	3 × 1 Kps. zur Mahlzeit	3 × 2 Kps. zur Mahlzeit	3 × 2 Kps. zur Mahlzeit	3 × 1 Kps. zur Mahlzeit
Acerola-Zink	3 × 1 Kps. nach d. Mahlzeit	3 × 2 Kps. nach d. Mahlzeit	3 × 2 Kps. nach d. Mahlzeit	3 × 1–2 Kps. nach d. Mahlzeit
Selen plus Vitamin C	3 × 1–2 Kps. nach d. Mahlzeit	3 × 2 Kps. nach d. Mahlzeit	3 × 2 Kps. nach d. Mahlzeit	3 × 1–2 Kps. nach d. Mahlzeit
Mag-nesium-Calcium	3 × 1 Kps. nach d. Mahlzeit	3 × 2 Kps. nach d. Mahlzeit	3 × 2 Kps. nach d. Mahlzeit	3 × 1–2 Kps. nach d. Mahlzeit

Tab. 4: Operations-Vorbereitung und Nachsorge
* d.M. = der Mahlzeit

Gesundheitstipps

So einfach, wie Sie das oft handhaben, kann es doch wirklich nicht sein – oder? Aber ja! Lesen Sie nur!

Allergie – Heuschnupfen – Trockenes Auge

Reines Zink ist bei Allergie und Entzündung ein Wundermittel. Oral gegeben und kurz gekaut kuriert es oft in wenigen Sekunden ein trockenes Auge für Stunden.

Kurzfristige erhöhte Zufuhr von Zink in Tagesdosierungen von 150 bis 250 mg in reiner Form oder als Acerola-Zink lindert meist Schmerzsyndrome und heilt allergische Erscheinungen wie ein trockenes Auge, eine verstopfte Nase usw. meist dauerhaft, wenn die Therapie 10 bis 14 Tage eingehalten wird. Treten die Probleme ohne äußeren Anlass wieder auf, dann sollte eine umfassende hoT über drei bis fünf Monate umgesetzt werden.

Bänderriss – Kreuzband – Sprunggelenk

»Ein Kreuzband reißt nur, wenn ein Auto durch das Knie fährt!« ist ein geflügeltes Wort aus meinen Vorträgen. Bänder und Gelenkkapseln sind stabil elastisch und können selbst kurzfristige Überdehnungen sehr gut ausgleichen.

Die Bandelastizität wird allerdings maßgeblich durch das eigene Ernährungsverhalten bestimmt. Das merken Sie selbst am besten nach einer durchzechten Nacht, »wenn alles eingerostet ist«! Eine ausreichende Versorgung mit Orthomolekularia ist die Basis elastischer, voll belastbarer Faszien und Bänder.

Das zeigte besonders deutlich die Wolfsburger Sportstudie, in der unter anderem die freie Beweglichkeit der optimal versorgten Sportlerinnen gegenüber der Normalkost-Gruppe gemessen wurde. Im Ergebnis hatte die ganze Mannschaft unter der hoT kaum noch Sportverletzungen bei ihrem Siegeslauf bis zum Triple-Sieg 2013.

Wenn Sie sich aber überlegen, was Sie in den Jahren vor Ihrem eigenen Bandschaden mit Ihrer Ernährung so alles zu sich genommen haben, dann wird manchem von Ihnen wahrscheinlich noch im Nachhinein schlecht!

Bänder brauchen saubere Kost und vor allem Vitamin C, Zink und Selen, um sich zu belastbaren Strukturen zu entwickeln. Lesen Sie dazu bitte auch den Abschnitt zur Patellaluxation ohne OP (Seite 103).

Bauchkrämpfe – Blähbauch

Feuchte Wärme ist für die meisten Magen-Darmprobleme gut. Nicht einfach eine Wärmflasche, sondern feuchte Wärme! Dafür legt man ein ausgewrungenes, noch nasses, möglichst heißes Handtuch auf den nackten Bauch. Dann eine heiße Wärmflasche auflegen. Darüber ein Handtuch und ein weiteres Tuch zum Abdecken. Unter die in Rückenlage leicht angewinkelten Knie legt man eine Rolle z. B. aus einer Wolldecke, um die Lendenwirbelsäule zu entspannen.

Das Kauen von zwei Kapseln 3-SymBiose plus ca. 30 Minuten vor dem Bauchwickel erhöht die Effektivität der Wärmanwendung besonders bei Durchfällen oder Verstopfung deutlich.

Bei chronischen Bauchproblemen die Ernährung bitte kritisch auf E-Stoffe usw. überprüfen und konsequent Bio einkaufen sowie die in diesem Buch beschriebene umfassende 3-schrittige Entgiftung und orthomolekulare Darmsanierung durchführen.

Behandlungserfolg ist messbar

Die Selbstwahrnehmung ist für viele Menschen aus den unterschiedlichsten Gründen oft schwierig. Deshalb rate ich meinen Patienten oft, sie mögen sich vor Behandlungsbeginn bzw. vor ihrer Verhaltensänderung z. B. mit konsequentem Bio-Einkauf, ein »Beschwerdeformular« anlegen.

Darin werden alle aktuellen Beschwerden eingetragen ohne Rücksicht auf die ihnen bekannten oder vermuteten Zusammenhänge. »Das ist von meinem Unfall …, aus Mexiko …« usw.

Dann setzen sie vier bis fünf Wochen ihre neue Verhaltensweise konsequent um und schreiben dann ein *neues* Beschwerdeformular, ohne das alte zuvor zu beachten. Das Gleiche erfolgt nach weiteren vier Wochen und dann in Abständen, in denen Sie Dinge konsequent geändert bzw. verbessert haben oder in denen beispielsweise die aufbauenden Schritte der hier beschriebenen hoT durchlaufen wurden.

Nach ca. drei bis vier Monaten nehmen sie dann alle Befindensbögen zusammen und vergleichen. Sie werden staunen, dass sich aus einer Anfangsliste von vielleicht 40 bis 50 Störungen über ca. 30 dann 20 und zuletzt vielleicht noch fünf bis zehn Punkte als störend ergeben.

Zu diesem Themenkomplex gehören auch so einfache Dinge wie Müdigkeit, Schlaf, Antrieb oder Lustlosigkeit, Verdauung, Häufigkeit und Form des Stuhlgangs, plötzliche Lust auf Bewegung und Sport usw.

Cellulite – Schwangerschaftsstreifen ohne Schwangerschaft – Bindegewebsschwäche

Der Hormonhaushalt spielt bei Bindegewebsschwäche und Cellulite eine wichtige Rolle. Aber auch hier sind die Ernährung und der Darm von immenser Bedeutung.

Ein gestörtes Mikrobiom mit wuchernden Candida-Pilzen usw.

blockiert die regelrechte Verdauung und Stoffaufnahme aus dem Darm. Das führt durch krank machende Stoffwechselschlacken im Blutstrom im ganzen Körper zu vermehrten Giften aus der überforderten Leber.

Diese Gifte lagern sich in der Peripherie ab und lockern Gewebestrukturen auf. Dabei spielt nach meiner Einschätzung das zusätzlich als Schutz für jedes Giftmolekül eingelagerte Wasser eine entscheidende Rolle.

Da der Köper kein Trockenlager hat, bildet er um alle unerwünschten Strukturen »eine Kugel« aus Wasser, bei fettlöslichen Giften auch aus Fett oder einer Fettemulsion. Eine Emulsion ist eine fein verteilte Mischung von Fett- und Wassermolekülen, die auch Zellschutzfunktionen übernehmen kann.

Durch das Reha 1 Paket kommt es zu einer massiven Entgiftung und Ausleitung dieser Gifte in wenigen Wochen mit dem Ergebnis, dass die Patienten ohne Diät mindestens 2 bis 3 kg Gewicht in wenigen Wochen verlieren. Wer starkes Übergewicht mit entsprechenden Gewebeverschlackungen hat, kann leicht in drei Monaten 10 bis 15 kg Gewicht allein durch eine saubere Biokost und die umfassende hoT abbauen.

Darmpflege – spätestens ab 50: Ihr Gesundheits-Investment

»Der Tod sitzt im Darm!«, lautet ein alter Spruch in der Medizin. Meinen Patienten empfehle ich deshalb im Abschlussgespräch nach drei bis sechs Monaten Therapie, einmal im Jahr oder alle zwei Jahre je nach Ernährung, Stress und Lebenssituation die Wiederholung der umfassenden hoT zur Sicherung ihres guten Gesundheitszustands durchzuführen.

Spätestens ab 50 sollte man jedoch immer etwas für seinen Darm tun – ohne Zusatzchemie. Dafür bietet sich 3-SymBiose plus regelmäßig mindestens einmal täglich, besser eine Kapsel zu jeder Mahlzeit, an.

Investitionen in die eigene Gesundheit durch frische Biokost, durch Fastenkuren und durch eine gute hoT finde ich als Arzt allemal besser als die später leider oft notwendigen Investitionen in Krankheiten.

Deshalb sollten Sie auch bei der Suche nach Unterkünften für den Urlaub primär nach Biohotels suchen. Sie werden staunen, wo und was es alles als Urlaubsangebote gibt – und wie ausgezeichnet Bio-Küche bei Profis schmeckt!

COPD – Asthma bronchiale – Störungen des Mikrobioms der Lunge

»Die Lunge ist steril in ihren Oberflächen!«, sollte ich als Student noch lernen und glauben. Die Lungenoberflächen liegen außen, d.h. die Schleimhautoberflächen haben ständigen Außenluftkontakt mit vielen darin enthaltenen Partikeln von Feinstaub über Bakterien und Pollen bis zu giftigen, reizenden Gasen.

Ein zentraler Auslöser der chronisch obstruktiven Lungenerkrankung (COPD) ist das Rauchen, aber das trifft sicher nicht auf meine Leser zu! Bei der Atemnot werden verschiedene Pharmazeutika eingesetzt, die allerdings alle nicht wirklich als gesund angesehen werden können. In meiner Praxis wird die COPD *nicht* als lebenslange Krankheit behandelt, sondern nach Ursachen in Umwelt und Verhalten der Patienten gesucht. Dazu gehören Vinyltapeten an der Wand ebenso wie z. B. Feinstaub und Gase in Beruf und Freizeit wie Stäube aus einer Kanarienvogelhaltung in geschlossenen Räumen.

Die in diesem Buch vorgestellten hoT-Behandlungsschritte sind neben der Potenzierten Eigenblutbehandlung die wichtigste Grundlage zur zügigen Heilung dieser Krankheitsbilder. Dahinter steht eine schnelle Stabilisierung des Immun- und Meridiansystems durch breite Mikrobiom-Pflege – und konsequente Meidung krank machender Fastfood-Nahrung!

Daumenschmerzen – Rhizarthrose

Eine Arthrose des Daumengrundgelenks (Rhizarthrose) ist ein typisches Zink-Mangelsyndrom!

Etwas reines Zink in den Mund gegeben löscht bei mehr als 60 % aller Betroffenen spontan den Daumengrundgelenksschmerz. Dadurch wird die oft in den Raum gestellte Operation ganz sicher überflüssig. Hilft das nicht, sollte über eine umfassende hoT nachgedacht werden.

Durchfall (Diarrhö)

Ein kranker Darm hat meistens gute Gründe, den belasteten Speisebrei schnellstens wieder nach draußen zu befördern. Ursächlich können Antibiotika, Bestrahlungen, Infektionen bei Restaurantbesuchen im In- und Ausland usw. sein.

Der Darm muss mit reichlich Wasser in Verbindung mit Elektrolyten, d. h. Magnesium, Calcium und Kalium, durchgespült werden. Unterstützend können je nach tatsächlicher Ursache Symbionten wie z. B. in 3-SymBiose oder 3-SymBiose plus mehrfach täglich 2 Minuten lang gekaut werden, um dann langsam geschluckt zu werden.

Energy-Drink für den Sport selber machen!

Was heute in solchen Drinks alles zu finden ist, lässt klar denkenden Menschen die Haare zu Berge steigen und ruiniert oft die im Leistungssport belasteten Gelenke! Für das Rezept werden die Inhalte der angegebenen Kapseln genommen.

Mein Rezept für unsere Leistungssportler sieht aus wie folgt:

➤ ½ l Bio-Apfelsaft, nach Lösung der u. a. Substanzen durch kräftiges Schütteln mit klarem Wasser auf ca. 1 Liter auffüllen

➤ 5–8 Kapseln Magnesium-Calcium

➢ 4 Kapseln Kalium spe
➢ 3–5 Kapseln Acerola-Zink
➢ 1–2 EL Honig nach Geschmack und Sportart

Ausdauersportler mit Wechselzonen trinken an einem Punkt eine etwas stärker konzentrierte Lösung, die an 2 bis 3 weiteren Stützpunkten durch reines Trinkwasser verdünnt und so an den persönlichen Bedarf angepasst wird.

Zur Ermittlung des für Ihre persönlichen Belastungen optimalen Mischungsverhältnisses dürfen Sie gern selber experimentieren. So »bewässert« gibt es selbst bei sportlichen Maximalleistungen kaum Muskelkater!

Fieber senken

Fieber ist eine meist gute, hilfreiche Regulation des Körpers bei Infektionen oder bei drohender Austrocknung beispielsweise eines Säuglings. Fiebersenkung ist deshalb nicht vordergründiges Ziel einer guten, ganzheitlichen Therapie.

Flüssigkeitszufuhr steht hier an erster Stelle z.B. mit heißer Zitrone und Honig in Kombination mit trockenen Leibwickeln. Die Temperatur sollte engmaschig kontrolliert werden und 41 °C nicht überschreiten.

Zur Förderung von Heilungsprozessen können zusätzlich unterstützende Maßnahmen aus der hoT und Homöopathie erfolgreich kombiniert werden.

Neben Zink als zentrales Abwehrelement kann bei Kindern Acerola-Zink gern mit Viburcol® N von Heel als Zäpfchen zur unterstützenden Heilwirkung eingesetzt werden.

Bei krampfartigen Beschwerden in Bauch und Unterbauch wären Spascupreel-Zäpfchen angebracht.

Zur Einnahme bei Verdacht auf Virusinfekte empfehle ich gern Nisylen-Tropfen von der DHU mit guter antiviraler Wirkung und Viropect bei Husten.

Die Nebenhöhlen sollten mit einem Kopfdampfbad mit etwas Kamille aus einer großen Schüssel und *nicht* aus einem Kunststoff-Inhalator behandelt werden.

Die altbekannten Wadenwickel haben ihre Wirksamkeit auch im Internetzeitalter nicht verloren.

Grippe-Infekt-Allergie-Tipp mit Zink

Besonders erfolgreich ist Zink nicht nur bei der Behandlung von akutem Heuschnupfen, sondern auch in der Behandlung von akuten hoch fieberhaften Infekten.

Dabei verordne ich bis zu 150 mg Zink und 1500 mg natürliches Vitamin C als Acerola-Zink (4–6–8 × 2 Kapseln am Tag mit etwas fester Kost) ggf. in Kombination mit Magnesium-Calcium (3–5 × 2 Kapseln am Tag). Je nach Einzelfall bei schlechter Stoffwechsellage bzw. Müdigkeit und Burnout eventuell noch zusätzlich Q10 plus Vitamin C (3 × 2–3 Kapseln pro Tag).

Hämorrhoiden und Krampfadern

Hämorrhoiden und Krampfadern sind ein deutlicher Hinweis auf eine sogenannte portale Hypertension, d. h. auf einen Bluthochdruck im Bereich der Pfortader, die der Leber essenzielle Verdauungssubstanzen und Giftstoffe aus dem Darmbereich zur Entgiftung und Verwertung zuführt. Ein gestörtes Mikrobiom mit wuchernden Candida-Pilzen usw. blockiert eine regelrechte Verdauung und Stoffaufnahme aus dem Darm. Das führt zu vermehrten Giften im Blutstrom durch Stoffwechselschlacken, die sich beispielsweise im Ultraschall an einer sogenannten Fettleber, aber auch an Gefäßwandverdickungen im ganzen Körper zeigen können.

Infektionsstudien Ebola, HIV, Malaria und Zika[52]

Sie werden es sicher zunächst gar nicht glauben wollen. Aber es gibt wirklich eine Unzahl internationaler Studien zu Therapieergebnissen mit Orthomolekularia wie Zink, Selen oder Vitamin D im Zusammenhang mit tödlichen Seuchen der sogenannten Dritten Welt. Aber auch in europäischen Intensivstationen hängt das Überleben vom Spurenelemente-Status ab: Gute Versorgung mit Vitamin A, Selen und Zink garantiert eine 75 % höhere Überlebensrate!

Ebola, HIV, Malaria, aber auch Zika, Virusstomatitis und die Vogel-Schweine-… – Welches Tier hätten Sie denn gern? – Grippe verlaufen unter ausreichenden Zink-Konzentrationen im Körper der Betroffenen milder oder es kommt in bis zu 75 % der Fälle gar nicht erst zu einer Infektion!

Leider sind die mir dazu vorliegenden aktuellen Studien alle auf Englisch – selbst vom Robert Koch-Institut aus Deutschland, das für seine Forschungen unsere deutschen Steuermittel ausgibt. Wer sich für Studien interessiert und einfaches Englisch lesen kann, der findet bei PubMed[53] oder Orthomolecular.org[54] unerschöpfliche wissenschaftliche Erkenntnisse zu Gesundheit, Krankheit und Orthomolekularia. Dazu müssen Sie in der Suchleiste des Links nur die Sie interessierenden englischen Stichworte eingeben, um Ihre Fragen zu klären.

Innenohr-Erguss? Röhrchen-OP?

Die Reizergüsse der Ohren stehen in direktem Zusammenhang mit einem chronisch gestörten Darm. Die in diesem Buch beschriebene biologische Frischkost-Ernährung sowie eine umfassende hoT kurieren dieses Krankheitsbild in der Regel innerhalb weniger Wochen *ohne* Operation mit eventuell bleibenden Schäden für Körper, Geist und zarte Seele.

Karies – Knochenfraß der Zähne

Es handelt sich dabei um eine Infektion mit bestimmten Bakterien, die vor allem bei ungenügender Zahnreinigung und -pflege ihr zerstörerisches Werk betreiben. Wenn Sie sich jedoch das in diesem Buch enthaltene Zahnschema (Abb. 37, Abb. 38) genau ansehen und Ihre Zähne darauf suchen, die kariös oder inzwischen gefüllt sind, dann werden Sie oft Magen-, Darm-, Leber- oder Nierenzähne als Hinweis auf Störungen in Ihrem regulativen System finden.

»Einem geschenkten Gaul schaut man nicht ins Maul!« spiegelt von alters her diesen klaren Zusammenhang von Tiergesundheit und Zahngesundheit wider – den die moderne Zahnmedizin aber leider oft vergessen hat. – Und biologisch gesehen sind wir ja auch nur Säugetiere!

Labordaten – Grenzwerte und Normalbefunde im Wandel der Zeit

Bei der Beurteilung von Laborwerten bezieht sich die Medizin auf sogenannte Normalwerte. Diese werden ermittelt aus Sammel-Seren, d. h. es werden viele Serumreste aus Untersuchungen in verschiedenen Laboren gesammelt und dann gemeinsam analysiert. Man untersucht diese Sammelproben z. B. auf Mineralstoffe, auf Vitamine und Spurenelemente, um auf »allgemeingültige Durchschnittswerte« zu kommen, aber z. B. auch hinsichtlich der Höhe der Leberwerte usw.

Wenn man allerdings überlegt, wer warum und wo sein Blut abgegeben hat, dann sind das in der Regel mehr oder weniger kranke Menschen in Ambulanzen und Kliniken.

Diese Patienten, die wegen akuter oder chronischer Gesundheitsstörungen die Klinik aufgesucht haben, leiden oft schon längere Zeit an Gesundheitsproblemen, die mit 3–5-10–15 verschiedenen Medikamenten behandelt werden. – Und jedes

Medikament verbraucht beim Abbau in der Leber, aber oft auch bei seinen gewünschten Eingriffen in die Grundregulation, unterschiedliche Mengen an Orthomolekularia. Raucher und Alkoholiker mit Silent Inflammation sind hierbei normalerweise eingeschlossen!

Wenn wir neben der modernen Ernährung dann noch berücksichtigen, dass heute kaum jemand einen gesunden Darm hat, dann müssen wir die Aussagefähigkeit derartiger »Normalwerte« hinterfragen, denn: **Damit wird der Durchschnitt aller Kranken zum Maß für Ihre Gesundheit erhoben!**

Vor »zu hohen Werten« bei Orthomolekularia wird gelegentlich bei den von mir behandelten Patienten gewarnt – und die Leberwerte werden seit mehr als 40 Jahren alle Jahre an die neue Realität angepasst – nach OBEN!

Was heute an Leber- oder Pankreaswerten normal ist, galt noch von 30 Jahren als so krank, dass die Werte einer Klinikentlassung entgegenstanden.

Mandelentzündung – Scharlach

Wie oft kann man Scharlach bekommen? Einmal im Leben!

Wie oft wird das bei ein und demselben Kind beim Kinderarzt allein in einem Winter diagnostiziert? Viermal? Sechsmal? Ja was macht der denn?

Der Facharzt weist mit einem simplen Laborteststreifen enzymatisch einen sogenannten Marker nach, der zu einer großen Bakterienfamilie von ca. 300 Arten, den sogenannten beta-hämolysierenden Streptokokken, gehört. Davon machen vier bis sechs oder vielleicht noch ganz wenige weitere Stämme einen scharlachähnlichen Ausschlag oder wirklich Scharlach – mit der anschließenden Ausbildung einer lebenslangen Immunität! Sechsmal Antibiotika wegen Scharlach in einem Winter?

Das Kind braucht dringend Zink! Und einige homöopathische Komplexmittel wie z. B.

➤ Otovowen bei Mittelohrentzündungen
➤ Arum triphyllum Pentarkan H bei Stimmbandentzündung, auch als Sängermittel bekannt
➤ Meditonsin bei Mandelentzündung und Rachenrötung
➤ Nisylen, GrippHeel usw. bei Virusinfekten
➤ Virupect oder Pectovowen bei akuten Atemwegserkrankungen sowie Sticta Pentarkan bei Bronchitis

Zur Dosierung fragen Sie Ihren Arzt oder Apotheker ...

Mundgeruch (Foetor ex ore)

Es gibt viele Ursachen für diese unangenehme Erscheinung. Neben schlechter Zahnpflege, die für Leser dieser Lektüre wohl eher nicht zutrifft, sind es gelegentlich handwerkliche Fehler Ihrer Zahnärzte, aber auch die Stoffwechselprodukte Ihres Mikrobioms und Ihrer ggf. gestörten Leber – um die hauptsächlichen Dinge anzusprechen. Mehr Bewegung an frischer Luft ist aber auch bei dieser Störung oft die beste Lösung!

Der morgendliche Mundgeruch rührt häufig vom nächtlichen Stoffwechsel Ihrer Mundflora sowie von Interaktionen mit der aufsteigenden Magenflora.

Das Kauen von Fenchel, Anis oder Kümmel, aber auch ein Tropfen biologischen Pfefferminzöls, von Ihrem Handrücken abgeleckt und schön im Mund mit der Zunge verteilt, kann störende Gerüche reduzieren und das Zahnfleisch kräftigen. Wenn Sie das Pfefferminzöl zu Ihrer natürlichen Zahnpflege hinzunehmen, dann ist nach Ihrem morgendlichen Zähneputzen frischer Atem bald normal.

Müsli selber machen – nicht nur für Intolerante

Dieses gesunde Knuspermüsli ist nicht nur lecker für Kinder, sondern z. B. auch für längere Auto- oder Bahnfahrten sowie als schneller Snack bei der Arbeit z. B. mit Naturjoghurt.

Zutaten

➤ 250 g kernige Haferflocken, alternativ Dinkelflocken
➤ je 50 g Haselnüsse, Mandeln, Walnüsse, Kürbis-, Sesam- und Sonnenblumenkerne je nach individueller Verträglichkeit und Geschmack, ggf. auch 50 g Kokosflocken
➤ je 100 g ungeschwefelte Rosinen und Korinthen
➤ 4–5 EL kalt gepresstes Sonnenblumenöl ohne Zusätze
➤ 4–5 EL flüssiger Honig oder Ahornsirup
➤ je nach Geschmack zusätzlich 1 kleinen TL gemahlenen Zimt oder fein gemahlene Vanilleschote
➤ als Variation gern 2–3 EL Kakaopulver ohne Zusätze für ein selbst gemachtes Schoko-Müsli

Zubereitung

Backofen mit der unbeschichteten, emaillierten Fettpfanne auf 150 °C vorheizen.

Derweil die Nüsse und Mandeln mit Schale grob raffeln, die Kerne nach Geschmack unzerkleinert mit Flocken, Nüssen, Zimt oder Vanille mischen.

Bei erreichter Temperatur zunächst das Öl mit dem Honig in die unbeschichtete Fettpfanne geben und für ein bis zwei Minuten aufkochen lassen.

Die Flockenmischung unter wiederholtem Umrühren zugeben und etwa fünf Minuten anrösten. Die inzwischen gewaschenen Rosinen und Korinthen trocknen und für weitere 15 bis 30 Minuten unter reduzierter Wärmezufuhr auf ca. 120 °C mitrösten. Dabei wiederholt umrühren und auf den Bräunungsgrad achten. Die Mischung soll gleichmäßig hellbraun geröstet werden und nicht verbrennen!

Die nun appetitlich duftende Mischung abkühlen lassen und in ein gut schließendes Glas füllen. So gelagert hält sich die Mischung mindestens zwei bis drei Wochen frisch und schmeckt zu frischer Demeter-Milch ebenso gut wie zu Joghurt, Dickmilch oder einem frischen Obstsalat.

Die Zutaten und Zubereitung dürfen variiert werden – je nach Geschmack, Nahrungspräferenzen und Temperaturverhalten Ihres Backofens!

Nahrungsmittelintoleranz – Laktose – Enzyme

Bei »Omas 80. Geburtstag« in einem konventionellen Restaurant oder beim Arbeitsessen ist die Einnahme von hypo-A Enzyme oft »die letzte Rettung«.

Dazu trägt nicht zuletzt die umfassende Kombination von Enzymen und Leber unterstützenden Pflanzenauszügen bei. Enthalten sind Enzyme zur Verdauung von Fetten, Eiweißen, Kohlenhydraten und Laktose. Das enthaltene Kümmelpulver, Yamswurzelextrakt, Rotkleeextrakt und Löwenzahnpulver unterstützen die Leberfunktion und das Hormonsystem. Der Streptococcus thermophilus als eine weitere Unterstützung Ihres Mikrobioms optimiert Ihre Verdauung. Meine meisten Patienten können das sofort am sanft entspannten Bauch selbst nach schwerem Essen spüren!

Einnahmeempfehlung zur Erleichterung der Verdauung:

Während einer belastenden Mittags- oder Abendmahlzeit 2 × 1 Kapsel nehmen. Das beugt Magen-Darm-Beschwerden vor und rettet Sie meist vor weiteren Problemen der nächsten Tage.

Wer häufiger mit Blähbauch zu tun hat oder unter Problemen durch Nahrungsmittelintoleranz usw. trotz guter Ernährung leidet, der sollte längerfristig Enzyme wie folgt zuführen:

1 Kapsel jeweils zum Frühstück und zum Abendessen in der Mitte der Mahlzeit, um eine gute Durchmischung des sich auflösenden Kapseleinhaltes mit dem Speisebrei im Magen zu errei-

chen. Zur Hauptmahlzeit, also bei uns meistens mittags, werden 2 Kapseln eingenommen, und zwar je eine nach einem Drittel der Speise und nach dem zweiten Drittel der Mahlzeit. Dann wird der Rest der Mahlzeit gegessen. Durch dieses Vorgehen können die Enzyme ihre Wirkung im Speisebrei optimal entfalten und kompensieren so auch manche Ernährungsfehler. Menschen mit Laktoseintoleranz erlauben sie ein weitgehend normales Essverhalten ohne strikte Meidung von Milchprodukten.

Bei lange bestehenden Bauchproblemen unterstützt eine mehrwöchige oder -monatige Enzym-Einnahme die Verdauung und Darmregeneration durch Entlastung von Magen, Leber, Galle und Bauchspeicheldrüse.

Eine umfassende Darmsanierung heilt nach einer kanadischen Studie bei ca. 75 % der Patienten eine Gluten- und eine Laktoseintoleranz!

Meine Patienten können meistens nach drei bis vier Monaten Therapie »fast alles essen! Sogar Äpfel, die ich so liebe und frische Salate mit Knoblauch!«– Allerdings Bio-Frischkost und nicht Fastfood.

Nasen-Operation? Nasenspray selber machen!

In eine Sprühflasche aus Glas, die Sie in der Apotheke bekommen, geben Sie 10 oder 20 ml abgekochtes, handwarm abgekühltes Wasser. Dazu geben Sie bitte ¼ oder ½ Kapsel Acerola-Zink, kräftig schütteln und ca. 10 Minuten stehen lassen. Dann nochmals kräftig durchschütteln und anschließend 1 bis 2 Sprühstöße unter tiefer Einatmung in jedes Nasenloch sprühen. Die Nasenschleimhäute schwellen unter dieser Lokaltherapie meistens innerhalb weniger Minuten deutlich ab und können in wenigen Tagen kuriert werden.

Sollte die Mischung in der Nase zu Beginn reizen, bitte etwas Lösung ausschütten und wieder mit abgekochtem Wasser zur Verdünnung auffüllen.

Eine Nasenscheidewand-Operation wird dadurch oft überflüssig!

Potenziertes Eigenblut (PEB) oder Homöosiniatrie

Seit mehr als 30 Jahren gebe ich Feinnadelinjektionen mit Komplex-Homöopathika an Akupunkturpunkte und Reflexzonen, um schnell und zuverlässig Schmerzen zu reduzieren, eine Migräne zu kurieren oder ein krankes Knie wieder beweglich zu machen. Die Halswirbelsäule spricht genauso gut darauf an wie die Lendenwir-

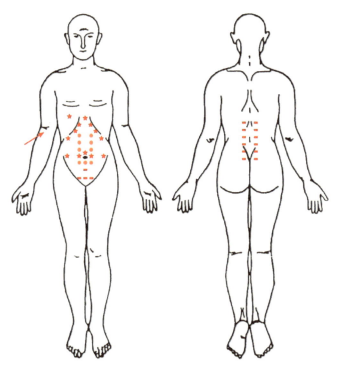

Abb. 42: Häufig verwendete Injektionspunkte bei der Behandlung mit Potenziertem Eigenblut (PEB)

belsäule, aber auch ein Morbus Crohn oder eine Colitis ulcerosa sind so gut beeinflussbar.

Das Schema der Akupunkturpunkte können Therapeuten gern in meiner Praxis kostenlos per Mail anfordern, um Ihnen zu helfen.

Prämenstruelles Syndrom (PMS)

Das PMS spricht regelmäßig sehr gut auf das Reha 1 Paket mit zusätzlich ADEK an, wenn von den fünf eingesetzten Präparaten jeweils dreimal täglich 1 Kapsel genommen wird. Sind die Beschwerden nach vier Wochen nicht verschwunden, dann sollte eine ODS 1A und abschließend eine ODS 2 angeschlossen werden. Die Heilungschancen liegen nach vier Wochen bei ca. 50 %, nach drei Monaten hoT bei mehr als 80 %. Psychosomatisch? Was denkt sich eigentlich Ihr Gynäkologe, wenn er Ihnen so etwas sagt?!

Reflux – Sodbrennen

Bei akutem Brennen im Hals durch aufsteigende Magensäure gilt es, kurz innezuhalten und nachzudenken!

Die aufsteigende Säure zielt durch Ihren Hals direkt auf Ihr Hirn und will Ihnen sagen: »Denk einfach einmal genau über Dein Essen und Trinken nach!«

Sie essen gesund? – Dann gibt es keinen Reflux!

Sie trinken gesund? – Dann gibt es keinen Reflux!

Alles Bio und frisch? – Dann gibt es keinen Reflux!

Sie haben sich wahnsinnig aufgeregt? – Dann kann es einen Reflux geben und Sie müssen überlegen, was zu ändern ist!

Zur Neutralisation überschießender Säureproduktion bietet sich Magnesium-Calcium an. 2 bis 3 Kapseln langsam kauen und hinunterschlucken – und die Säure ist in den meisten Fällen nach einem »Bäuerchen« neutralisiert. Bleibt noch ein Magendruck, dann kann man z. B. mit den von mir entwickelten Enzymen von hypo-A oder durch Kauen von 3-SymBiose plus das Unwohlsein schnell beseitigen.

Regelschmerzen

Bei akuten Schmerzen kann eine Kapsel Magnesium-Calcium, Vitamin AE + Lycopin, Vitamin B-Komplex plus oder Spurenelemente den Schmerz sofort lindern, wenn das passende Präparat ein bis zwei Minuten gekaut wird – ggf. auch nur das Pulver ohne Kapsel. Um dauerhaft eine schmerzfreie Regel zu haben, sollte die Ernährung frisch und Bio sein und ggf. eine Basis-hoT mit dem Reha 1 Paket durchgeführt werden. Das lindert nicht nur den Schmerz, sondern z. B. ein Prämenstruelles Syndrom (PMS) in kürzester Zeit – dauerhaft!

Scheidenpilz – Vaginose mit Juckreiz

Die Scheide gehört zur Köperoberfläche und steht damit eindringenden Keimen nicht nur bei gelebter Sexualität offen. Lokale Schutzmechanismen sind neben der Besiedelung mit Döderleinbakterien der niedrige pH-Wert von 3, 6 bis 4, 5. Dieser Schutz wird leider heute bei den vielen Reizdarmpatientinnen durch den alkalischen Ausfluss aus der Bauchhöhle (Abb. 5) neutralisiert und in seiner Schutzfunktion ausgehebelt. Schnelle Sanierung bis ins Senium erreichen wir mit 4Vag-Scheidenzäpfchen. Der Anwendungsbereich der zumeist als angenehm empfundenen Zäpfchen umfasst Scheidenstörungen von Juckreiz und Pilzverdacht über trockene Scheide oder Pap IVa als Präkanzerose jeden Alters bis zur Vaginalpflege nach Antibiotika oder Chemotherapie und Bestrahlung bei Krebspatientinnen. Außerdem hilft 4Vag bei der Wiederherstellung eines gesunden Milieus bei wiederholten Blasenentzündungen.

Schmerzmedikamente – Schleimhautzerstörer

Nach einer Untersuchung der Pharmakologie der Christian-Albrechts-Universität zu Kiel aus dem Jahr 1998 gibt es außer Acetylsalicylsäure (ASS) kein einziges Schmerzmittel, das die Darmschleimhäute und die Resorption im Darm nicht negativ beeinflusst. Gemessen wurde die Durchlässigkeit des Darmes für mit Cr^{51} radioaktiv markierte Moleküle, die eigentlich nicht aufnahmefähig sind.

Die Durchlässigkeit der Schleimhäute für pathologische Moleküle stieg bis zum Faktor 11 an. Das ist der Nachweis eines Leaky Gut, eines durchlässigen Darmes, aufgrund zugeführter Schmerzmedikamente. Dabei blieb die Wirkung von Tablettierhilfsstoffen wie modifizierte Stärke, die binnen nur vier Wochen bei *allen* untersuchten Ratten zu einer Colitis ulcerosa führte, sowie der Einfluss von Emulgatoren und Magnesiumstearat auf die schützende Schleimschicht im Darm noch unberücksichtigt.

Schmerzen sind der Schrei des Körpers nach Orthomolekularia! Das kann frisches Wasser ebenso sein wie frische Luft oder B-Vitamine in reiner Form.

Trinkmenge – Schmerzen kann man auswaschen

Die tägliche Mindesttrinkmenge eines Heranwachsenden sollte ohne körperliche Belastung bei etwa zwei Liter reinen Wassers liegen. Stehen nicht Bluthochdruck oder massive Nierenprobleme dagegen, ist das auch die empfehlenswerte Menge bis ins hohe Alter – denn Wasser ist das wichtigste Lösungsmittel für Stoffwechselgifte im Körper.

Intensiv gefärbter Urin ist stets ein Hinweis auf relativen Wassermangel!

Akuter Schmerz ist oft ein Zeichen für fehlende »Spülung und Reinigung« der Gewebe. Besonders auffällig wird das nach einer Feier mit Normalkost in einem Convenience-Food-Restaurant oder mit aufbereiteten Fertigprodukten vom Discounter.

Stellt sich dann plötzlich Kopfschmerz, eine beginnende Migräne oder Rückenschmerzen ein, dann kann eine Schmerzattacke durch zusätzlich zwei Liter Wasser, getrunken in nur einer Stunde, den Schmerz in vielen Fällen mit jedem Toilettengang auswaschen.

Vorbeugend sollte man bei zu erwartender schlechter Qualität einer Mahlzeit schon während des Essens zwei Glasflaschen Mineralwasser trinken und ggf. zusätzlich mit hypo-A Enzyme 2 × 1 Kapsel dezent seine Verdauung im Magen-Darm-Trakt unterstützen. – Unter einem solchen Schleimhautschutz hinterlässt selbst ein 80. Geburtstag keine unangenehmen Folgen.

Verstopfung (Obstipation)

Der träge Darm ist einerseits Ihrer Bewegungsarmut, andererseits aber in den meisten Fällen Ihrer schlechten Ernährung mit zu geringer Trinkmenge, schlechtem Kauen oder Umwelt- und Stressbelastungen geschuldet. Bewegung an frischer Luft, gesunde, frische Biokost und ggf. die in diesem Buch vorgestellte hoT löst selbst chronische Probleme meistens in wenigen Wochen oder Monaten.

4Vag Vaginal- und Enddarmpflege für die rückseitige Oberschenkelmuskulatur auch beim Mann

Gute Pflege im Genitalbereich bis ins Senium bieten 4Vag-Scheidenzäpfchen, die sowohl vaginal als auch anal eingesetzt werden können. Sie bestehen aus folgenden schleimhautverträglichen Grundstoffen:

Lebensfähige Bifidobacterium lactis, Vitamin E zur Schleimhautpflege, Vitamin B5 als Schleimhautvitamin, Zink, Selen, Vitamin D3, Saccharomyces cerevisiae als Lieferant wichtiger Zellwandbestandteile für die Regeneration der ortsständigen Bakterienflora sowie zur Trocknung bei starker Flüssigkeitsansammlung sowie Oligofruktose als Bakterienstarter. Als Trägersubstanz wie zur Schleimhautpflege dient reine Bio-Kakaobutter.

Der anale Anwendungsbereich der überwiegend als angenehm empfundenen Zäpfchen umfasst Enddarmstörungen von Juckreiz und Pilzverdacht über trockene und feuchte Analekzeme, Zustand nach Antibiotika, Chemotherapie oder Bestrahlung von Krebspatienten im Unterbauch.

In der Sportmedizin hilft 4Vag gegen Verkrampfungen der rückseitigen Oberschenkelmuskulatur und dient der Wiederherstellung eines gesunden, biologischen Milieus bei wiederholten Antibiosen.

Virusinfekt mit Acerola Zink

Virusinfekte können ganz überraschend mit hohem Fieber selbst bei Erwachsenen einsetzen und gelegentlich wichtige Termine blockieren. Mein Ziel ist in solchen Fällen nicht eine Unterdrückung des Infektes und die »prophylaktische Antibiose«, die den Darm und das Darmimmunsystem der Betroffenen ganz sicher zeitweise stört. Unser Ziel ist die Optimierung des Immunsystems unserer Patienten zur schnellen Selbstheilung!

Dazu verordne ich bis zu 15 Kapseln Acerola Zink, d. h. 4–6 × 2–3 Kapseln jeweils mit etwas fester Kost wie z. B. Banane, ein Stück Apfel oder 2 bis 3 Kekse – alles aus dem Bioladen bitte!

Zur Erläuterung der Zinkmenge, die früher bei 25 mg pro Kapsel lag: Meine damalige Hochdosistherapie lag in diesen Fällen bei 10 × 25 mg Zink in Dosierungen von 5 × 2 Kapseln, d. h. bei 250 mg Zink am Tag! Damit wurden meine Patienten innerhalb von 8–12–24 Stunden wieder voll einsatzfähig in ihrem eigenen Unternehmen oder in ihrer Kanzlei. Diese Therapie verbindet optimale Fiebersenkung mit einem guten Gesundheitsmanagement.

Ihre Kinder haben im Kindergarten 5 bis 10 Infekte pro Jahr?

Das ist das traurige Ergebnis einer schlechten Ernährung und eines krassen orthomolekularen Mangels.

Gesunde Kinder haben auch im ersten Kindergartenjahr höchstens einen Infekt und keine Neurodermitis oder »psychosomatische« Bauchschmerzen.

Wund(er)creme mit 3-SymBiose plus

Sie haben öfter kleine Pickel im Gesicht oder Hautabschürfungen von der Gartenarbeit? Ihre Wunden heilen nicht so gut und es kommt leicht zu Entzündungen? Dann könnte die folgende Empfehlung für Sie genau richtig sein.

Für einige kleine Pickel nehmen Sie ein erbsgroßes Stück Traumeel-Salbe in Ihre saubere Hohlhand. Dazu schütten Sie ½ bis 1 ganze Kapsel 3-SymBiose plus dazu, mischen das Ganze mit dem sauberen Zeigefinger Ihrer anderen Hand zu einer geschmeidigen Paste und tupfen diese Paste auf Ihre Problemstellen. Sie werden feststellen, dass die Reizungen im Unterhautgewebe zügig nachlassen und oft über Nacht ein sauberes, glattes Gesicht der Lohn Ihres Aufwandes ist. Diese Pflege bietet sich z. B. auch für gereizte Hautfalten unter den Brüsten an, die allerdings stets, wie auch ein Fußpilz, ein Hinweis auf eine schwere Dysbiose im Darm und eine schlechte Versorgung von Haut und Körper mit orthomolekularen Substanzen sind!

Wund- und Hautpuder: 3-SymBiose plus

Schlecht heilende Geschwüre an den Unterschenkeln, Händen und Füßen kann man nach einer ersten sanften Wundreinigung z. B. durch eine Waschung mit Grüner Seife in reichlich warmem Wasser und gründlichem Nachspülen mit dem Föhn trocknen. Danach kann man je nach Größe der Wundfläche 1–2–3 Kapselinhalte von 3-SymBiose plus aufstreuen und einen trockenen Verband anlegen. Diesen Verband sollte man einmal, in besonders schwierigen, stark nässenden Fällen auch zweimal täglich, d.h. morgens und abends, wechseln.

Dazu wird das Verbandmaterial zunächst mit einer Lösung aus warmem Wasser mit einigen Spritzern Calendula extern von der DHU aufgeweicht, um beginnende Granulationen nicht mit dem Verbandwechsel abzureißen und andererseits die Wunde mit Calendula schonend zu pflegen.

Calendula gilt in der Phytotherapie als Verletzungsmittel mit hoher antiseptischer und pflegender Wirkung. Die Ringelblume ist hautfreundlich und gut verträglich und kann bei allen offenen Verletzungen zu Spülungen und Waschungen eingesetzt werden.

Hautprobleme an den Händen, aber z.B. auch in Falten unter den Brüsten oder bei entsprechendem Übergewicht in den Hautfalten am Bauch oder Scheuerstellen zwischen den Beinen kann man alternativ zur Wund(er)creme direkt trocken mit dem Pulver aus den 3-SymBiose plus-Kapseln bestreuen und leicht einreiben. Die Oberflächen werden glatt und geschmeidig durch die Stoffwechselprodukte der lebensfähigen Bakterien, die den Säureschutzmantel der Haut fördern. Darüber hinaus pflegen die enthaltenen Vitamine Ihre empfindliche Haut und Schleimhaut.

Zahnextraktion – Biologische Nachsorge

»Schmerz ist der Schrei des Körpers nach Orthomolekularia!« konnten Sie in diesem Buch wiederholt lesen. Die offene Wunde nach der Entfernung eines Zahnes ist in der Regel auch eine recht schmerzhafte Angelegenheit, die allerdings heute zumeist mit Schmerzmitteln, mit Breitband-Antibiotika »zur Prophylaxe« und mit Kortison zur Vermeidung einer Schwellung behandelt wird. Dann ist Ihr Immunsystem zwar völlig blockiert und der Darm ganz sicher in seiner Mikrobiom-Zusammensetzung massiv gestört – aber ein solches Vorgehen nennt man heute State of the Art!

Wenn Sie eher natürliche Wege zur Wundheilung bevorzugen, dann können Sie in die offene Zahnwunde mehrfach am Tage 3-SymBiose plus als Pulver aus der Kapsel einstreuen oder mehrfach am Tage eine Kapsel auf die verletzte Stelle legen und locker zubeißen. Dort wird die Kapsel langsam eingespeichelt und löst sich auf. Die Symbionten quellen in der Wunde und starten in der Kombination mit den enthaltenen Vitaminen und Hefezellbestandteilen eine schnelle, physiologische Besiedelung des Wundgrundes. Die natürliche Heilung wird auf diesem Wege signifikant beschleunigt.

In meinem Fall selbst nach einer eitrigen Zahnentzündung ohne Antibiotika! Aber das sollten Sie *nicht* machen.

Fäkalkeime in eine offene Wunde? Bin ich denn von allen guten Geistern verlassen?!

Haben Sie einmal genauer Hunde oder Katzen beobachtet, die Verletzungen hatten? Die Tiere lecken ihre Wunden, wie der Volksmund es auch uns Menschen gelegentlich zuschreibt. Aber sie haben zuvor und danach ihre Analregion oder die Analregion andere Tiere geleckt – oder sie haben zwischenzeitlich Kot gefressen. Das heißt, in der Tierwelt ist die Stuhltransplantation eine lange bekannte Stütze des Immunsystems – nur für die Krone der Schöpfung sind natürliche Dinge zunehmend nur noch ekelhaft und werden durch Chemie ersetzt. – Damit lässt sich auch besser Geld verdienen, nicht wahr?

Zahnschmerzen – Mundschleimhautreizung?

Ein kranker Zahn gehört zum Zahnarzt. Aber viele Zähne haben andere Probleme, die sich im Zahnschema (Abb. 37, Abb. 38) im regulativen Zusammenhang erahnen lassen.

Wiederholte Schleimhautprobleme unter Brücken und Kronenansätzen sprechen oft sehr gut auf Odonton Echtroplex-Tropfen an, die Sie mehrfach täglich für einige Minuten in den Mund nehmen und die Sie in der Apotheke bekommen.

Die orale Schmerzlöschung kann beim sogenannten neurologischen Zahn, d. h. bei einem Zahn, der zahnmedizinisch wiederholt völlig unauffällig ist, zu spontanen Erfolgen führen. Orientieren Sie sich bitte am Zahnschema mit den eingetragenen Substanzen, die eine hohe Trefferquote versprechen.

Zähne putzen ohne Chemie

Das empfindliche Zahnfleisch wie der Zahnhalteapparat reagieren bei vielen Menschen auf die Schäumungsmittel in den üblichen Zahnpasten.

Das Ergebnis ist bei jedem Zähneputzen ein blutiges Spülwasser. Das ist zu ändern durch den Einsatz von ca. ¼ Kapsel Magnesium-Calcium. Das Pulver wird nach Aufdrehen der Kapsel in den Mund geschüttet und etwa 30 Sekunden lang eingespeichelt. Dann werden die Zähne ganz normal geputzt und anschließend sauber gespült. Sie werden sehen, dass die Blutungen innerhalb weniger Tage verschwinden – und Ihr *guter* Zahnarzt Sie beim nächsten Besuch fragt:

»Was haben Sie denn mit Ihrem Zahnfleisch gemacht? Das sieht ja super aus!«– Wenn Sie ihm erklärt haben, was Sie wie machen, dann werden die meisten Zahnärzte Sie davor warnen, »denn Karbonate schleifen ja Ihren Zahnschmelz ab!«

Zu Hause setzen Sie dann Ihre Brille auf und lesen das Kleingeduckte Ihrer Zahnpasta. Dort finden Sie in den meisten Fällen – Oh Wunder! – Karbonate als Schleifkörper.

Zu guter Letzt:
Max-Planck-Gesellschaft
zum Lebensstil

Am 21.07.2017 hat die örtliche Tageszeitung eine kurze Meldung des Rostocker Max-Planck-Institutes für demografische Forschung zur Volksgesundheit publiziert.

Die umfassenden Untersuchungen haben folgendes Ergebnis gezeigt: Danach beeinflusst der persönliche Lebensstil, die Ernährung und das allgemeine Verhalten der Individuen im Laufe ihres Lebens ihre Lebensqualität im Alter signifikant.

An einer größeren Bevölkerungsgruppe konnte nachgewiesen werden, dass Menschen mit bewusster Ernährung und Verhalten, die nicht rauchen, kein Übergewicht und einen nur mäßigen Alkoholkonsum haben, durchschnittlich 7 Jahre länger leben. – Besonders interessant in diesem Zusammenhang: Vor allem in den letzten Lebensjahren sind diese Menschen wesentlich gesünder, zufriedener und glücklicher als der Durchschnitt der Bevölkerung.

Die Frage zu den Gefahren durch Alkohol hatte ein kluger Professor schon in meinem Studium auf besondere Weise geklärt:

»Wir wissen alle, dass viel Alkohol über längere Zeit die Leber zerstört! Wir wissen aber auch, dass Trinker keine Arteriosklerose bekommen! – Die hohe Kunst Ihres Lebens besteht also darin, regelmäßig ausreichend Alkohol zu trinken, um Ihre Gefäße sauber zu halten – und nie die Schwelle zur Leberzerstörung zu überschreiten. – Unser aller Problem? Ob wir persönlich gut mit unserem Alkoholkonsum umgegangen sind, das können wir erst retrospektiv, d. h. am Ende unserer Tage beurteilen!«

Dieses Resümee liefert doch Gründe genug, die Anregungen dieses Buches ernst zu nehmen und, soweit möglich und persönlich zutreffend, diese für die eigene Familie bzw. für sich selber konsequent umzusetzen.

Dafür wünsche ich Ihnen viel Erfolg und allzeit eine gute Gesundheit!

Ihr

Peter-Hansen Volkmann

Abbildungsverzeichnis

Literatur

Wissen ist Macht! – Zum Lesen empfohlen

Die Ernährungslüge[55]: Wie uns die Lebensmittelindustrie um den Verstand bringt. Taschenbuch – 1. Juli 2005 von Hans-Ulrich Grimm

Literaturquellen

Applied Kinesiology (AK), http://www.icakusa.com/content/introduction-ak-and-muscle-testing

Bergmann et al. 1998, Familienbefragung des Robert Koch-Institutes

Biesalski, H. K., Vitamine – Bausteine des Lebens. Beck'sche Reihe 1997, ISBN: 978-3-406-41860-0

Bosch, Thomas, Zoologisches Institut CAU Kiel, http://www.bosch.zoologie.uni-kiel.de/?page_id=114

Bundesamt für Risikobewertung (2007) zur Gefährlichkeit zugelassener Lebensmittelchemikalien in unserer Nahrung

Burgerstein, Uli P. und Schurgast, Hugo, Handbuch Nährstoffe: Vorbeugen und heilen durch ausgewogene Ernährung, September 2012

DACH – Deutsche Gesellschaft für Ernährung, www.dge.de/wissenschaft/referenzwerte

Dietl, Hans und Ohlenschläger, Gerhard Handbuch der Orthomolekularen Medizin 1998

Donna McCann et al., 2007, Food additives and hyperactive behaviour in 3-year-old and 8/9-year-old children in the community: a randomised, double-blinded, placebo-controlled trial.

Gaby, Alan R., Nutritional Medicine[56], Juli 2011

Garten, Hans, Applied Kinesiology: Funktionelle Myodiagnostik in Osteopathie und Chirotherapie, August 2016

Gleditsch, Jochen M.: Reflexzonen und Somatotopien als Schlüssel zu einer Gesamtschau des Menschen. 9. Aufl. 2005, Urban & Fischer, Elsevier, ISBN: 978-3-437-55381-3

Gröber, Uwe, Mikronährstoffe: Metabolic Tuning-Prävention-Therapie (Für die Kitteltasche), Oktober 2010

König, Georg und Wancura, Ingrid, Neue chinesische Akupunktur: Lehrbuch und Atlas mit naturwissenschaftlichen Erklärungen, Dezember 1996

Leonhardt, Helmut, Histologie, Zytologie und Mikroanatomie des Menschen, 1990

Lüllmann, Heinz und Mohr, Klaus, Pharmakologie und Toxikologie: Arzneimittelwirkungen verstehen – Medikamente gezielt einsetzen, Mai 2016

Middendorf[57], Ilse, Institut für den Erfahrbaren Atem®

Newacheck et al., Chronic disease and disability in children. Are the risks increasing? 1984

Olbertz, H.-P. + R., Netuschil, L., Volkmann, P.-H., Adjuvante Behandlung refraktärer chronischer Parodontitis mittels Orthomolekularia – eine prospektive Pilotstudie aus der Praxis unter aMMP-8

www.pubmed.com, englischsprachige wissenschaftliche Studiensammlung

Voll, Reinhold, Wechselbeziehungen von Odontonen und Tonsillen zu Organen, Störfeldern und Gewebssystemen: Herdforschung 1996

Wancura-Kampik, Ingrid, Segment-Akupunktur: Der naturwissenschaftliche Hintergrund der chinesischen Akupunktur, März 2017

Warnke, Ulrich, Quantenphilosophie und Interwelt: Der Zugang zur verborgenen Essenz des menschlichen Wesens, August 2013

Werbach, Melvyn R., Nutriologische Medizin 2001, Textbook of Nutritional Medicine by Melvyn R. Werbach 1999, Lehrbuch

Biss-Störungen und CMD – ganzheitlich integrativ, Paperback mit DVD (Vortragsmitschnitte verschiedener Autoren), VBN-Verlag, ISBN: 978-3-9806850-6-1

Drei Schritte zum Gesunden Darm, DVD-ROM + 16 Seiten mit Vortragsfolien, VBN-Verlag, ISBN: 978-3-9806850-2-3

Frauenkrankheiten – ganzheitlich, Paperback mit DVD (ca. 60 min Vortragsmitschnitte verschiedener Autoren), VBN-Verlag, ISBN: 978-3-9806850-8-5

Ökosystem Mensch – Gesundheit ist möglich! 2. Aufl. 2009, VBN-Verlag, ISBN: 978-3-9806850-9-2

Ökosystem Mensch – Gesundheit ist möglich, Orthomolekulare Schmerztherapie, DVD (ca. 60 min. Vortragsmitschnitt von P.-H. Volkmann), VBN-Verlag, ISBN: 978-3-9806850-9-2

Orthomolekulare Therapie – hypoallergen! Der Naturheilkundliche Patienten-Ratgeber, 4. Aufl., VBN-Verlag, ISBN: 978-3-9806850-5-4

Parodontose – ganzheitlich integrativ, Paperback mit DVD (Vortragsmitschnitt verschiedener Autoren vom 6. Lübecker hoT-Workshop), VBN-Verlag, ISBN: 978-3-9806850-7-8

Online-Filme auf YouTube unter meinem Kanal »gesundheitvolkmann«, www.youtube.com/user/gesundheitvolkmann

Vortragsmitschnitte von Kongressen und Trailer zur ganzheitlichen Gesundheit auf YouTube unter »vbnverlag«, www.youtube.com/user/VBNVerlag

Danksagung

Mein besonderer Dank gilt meiner lieben Frau Irmtraut, die mich selbst in angespannten Abschnitten meiner bis zu 18-stündigen Arbeit liebevoll unterstützt und mit ihren die Seele motivierenden Leckereien bis in die Nacht völlig selbstlos versorgt hat. Meiner Familie Dank für ihre Toleranz, Unterstützung und konstruktive Kritik. Sie hat viel zum Gelingen dieses Buches beigetragen.

Einen nicht zu unterschätzenden Anteil an diesem spannenden Buch für Betroffene, interessierte Laien und ganzheitlich arbeitende Therapeuten hat meine Lektorin und Diplombiologin, Dr. rer. nat. Inge Ziegler. Sie hat neben technischen Hinweisen und Korrekturen auch mit praktischen Anregungen geholfen, das Buch durchgängig noch informativer zu gestalten.

Mein Dank gilt daneben besonders meinen Patienten von nah und fern, die sich vertrauensvoll in meine hypoallergene orthomolekulare Therapie (hoT) begeben haben. Durch sie konnte ich im Verlauf von 30 Jahren die hier vorgestellten regulativen Grundlagen trotz zum Teil massiven Gegenwindes und Klagedrohungen aus Universitäten entschlüsseln und meine ganzheitlichen Therapien nahezu völlig ohne Pharmazeutika Schritt für Schritt entwickeln und vervollkommnen.

Wer hätte 1992 gedacht, dass Volkmann selbst bei Multipler Sklerose, Morbus Crohn oder Colitis ulcerosa mit seiner Orthomolekularen Medizin und Darmsanierung völlig richtig lag, wenn er seinen Patienten von Kortison, Psychopharmaka, Schmerzmitteln oder MTX usw. dringend abriet? – Allein vertrauend auf den gesunden Menschenverstand, ärztliche Kunst und seine Applied-Kinesiology-Teste?

Dieses Buch zeigt ein vollständig aus der Praxis abgeleitetes Bild meiner ganzheitlichen, naturheilkundlichen Behandlungsweise des Mikrobioms, das damals noch nicht diesen Namen trug, und des menschlichen Ökosystems.

Angesichts zunehmender Verbreitung von Überforderung,

Müdigkeit, Schmerzsyndromen und depressiven Stimmungen dient die hoT im ersten Schritt der Energetisierung und Entgiftung des ausgelaugten Menschen.

Ursächlich für den Erfolg der hoT ist die Abdichtung des »löcherigen« Darms (Leaky Gut) sowie eine Verbesserung der Verdauungsleistung und Stoffaufnahme aus dem Darm.

Besonders reine, hypoallergene Vitamine, Omega-Fettsäuren, Spurenelemente und die orthomolekulare Darmsanierung, gepaart mit Bio-Frischkost sind die immer noch unterschätzte Basis erfolgreicher ganzheitliche Gesundheitspflege.

Behandlungen durch Osteopathie, Homöopathie, Akupunktur und Neuraltherapie, um nur einige bioenergetische Therapieverfahren anzusprechen, unterstützen weiter im Verbund mit einer klug umgesetzten hoT Ihre Selbstheilung.

Gesundheit ist mehr als fehlender Schmerz –
Gesundheit ist Lebensfreude!

Anmerkungen

1 hypo + allergen = unterhalb der Allergieschwelle. D. h. dass die
   verwendeten Präparate möglichst wenige potenziell allergieaus-
   lösende Stoffe enthalten.

2 ortho = richtig, gut; molekular = kleinste Bausteine. Orthomolekularia bezeichnen demnach die richtigen, passenden
   Moleküle bzw. Bausteine für den natürlichen Stoffwechsel
   unseres Körpers.

3 Mikrobiom = Gesamtheit aller in und auf unserem Körper
   lebenden Mikroorganismen wie Bakterien, Pilze usw.

4 http://www.zeit.de/wissen/umwelt/2017-06/unkrautvernichter-
   glyphosat-krebserregend-monsanto-kalifornien
   http://www.faz.net/aktuell/wirtschaft/unternehmen/schlappe-
   fuer-monsanto-in-usa-glyphosat-kann-krebs-verursachen-
   15079044.html
   http://www.dw.com/de/us-beh%C3%B6rde-sieht-krebsgefahr-
   durch-glyphosat/a-39431191

5 Mehlbehandlungsmittel, die Sie essen! https://www.lebens
   mittellexikon.de/m0001360.php

6 https://www.youtube.com/watch?v=zSepHvIO_7k&lc=
   z13ssvvqmozhzva0z22nzl3zsracj34i404

7 http://forum.orthomolekularia.info/phpBB3/viewtopic.
   php?f=4&t=191 Internationale Literatur zur Gefährlichkeit von
   Teflon-Beschichtungen

8 www.bfr.bund.de: Aluminiumhaltige Antitranspirantien
   tragen zur Aufnahme von Aluminium bei. Stellungnahme
   Nr. 007/2014 des BfR vom 26. Februar 2014.

9 http://www.bfr.bund.de/cm/343/erhoehte_gehalte_von_
   aluminium_in_laugengebaeck.pdf

10 Stellungnahme Nr. 007/2017 des BfR vom 29. Mai 2017, Unbeschichtete Aluminium-Menüschalen: Erste Forschungsergebnis-
   se zeigen hohe Freisetzung von Aluminiumionen.

11 https://www.umweltbundesamt.de/search/content/lebensmittel
%2520and%2520zus%25C3%25A4tze%2520and%2520deutsc
h?keys=lebensmittel%20zus%C3%A4tze%20deutsch

12 Nachweis NO2 Quellen: https://www.umweltbundesamt.de/
themen/luft/luftschadstoffe/stickstoffoxide

13 In der AK nutzen wir die Reaktion von Muskeln auf Meridian-
energie, die aus dem eigenen Körper oder aus getesteten Stoffen
kommt, um herauszufinden, was den Körper stärkt, schwächt
oder gar krank macht. Bekanntestes Beispiel bei Laien ist der
Armmuskeltest.

14 https://www.oekolandbau.de/verarbeiter/zusatz-und-hilfsstoffe/
mikroorganismen/starterkulturen-in-der-wurstherstellung/

15 Mikrobiom = Gesamtheit aller in und auf unserem Körper
lebenden Mikroorganismen wie Bakterien, Pilze usw.

16 https://www.ncbi.nlm.nih.gov/pubmed/3063587

17 https://www.ncbi.nlm.nih.gov/pubmed/6564044

18 Scheidenzäpfchen mit Bifidobakterien, Vitaminen und Spurenelementen in Kakaobutter zur Therapie von Scheidenproblemen;
www.hypo-A.de

19 Mikrobiom = Gesamtheit aller in und auf unserem Körper
lebenden Mikroorganismen wie Bakterien, Pilze usw.

20 Siehe auch DVDs zur CMD bei www.vbn-verlag.de

21 Mikrobiom = Gesamtheit aller in und auf unserem Körper
lebenden Mikroorganismen wie Bakterien, Pilze usw.

22 Dysbiose = Fehlbesiedelung im Darm, bei der es zu einer Ver-
schiebung des Keimspektrums innerhalb der Darmflora kommt,
wird auch Dysbakterie genannt

23 Candida-Nosode: Homöopathische Zubereitung von Candida-
Pilzen, die regelmäßig zu Dysbiosen und Darmstörungen
führen.

24 DGE – Deutsche Gesellschaft für Ernährung, gibt Empfehlun-
gen zur Orthomolekular-Versorgung in der BRD, die selbst für
Gesunde meist zu niedrig liegen, siehe Zunahme von Allergien,
Schmerzsyndromen, Nahrungs-Intoleranzen und Psychosomato-
sen wie ADHS und Burnout.

25 http://www.ardmediathek.de/tv/Reportage-Dokumentation/
Operieren-und-kassieren-Ein-Klinik-Dat/Das-Erste/Video?
bcastId=799280&documentId=43636430

26 https://www.youtube.com/watch?v=aqreFho4Krc

27 Zum Vergleich: Die DGE (Deutsche Gesellschaft für Ernährung)
empfiehlt für Frauen 7 und für Männer 10 mg Zink pro Tag.
Das amerikanische FNB legt für Zink eine maximale tägliche
Aufnahme von 40 mg, der Nordic Council von 45 mg fest (FNB
2001, Nordic Council of Ministers 2001).

28 Bezugsquelle in Kerpen: http://www.ceresheilmittel.de

29 http://www.youtube.com/watch?v=lVhZWV9tik8

30 http://www.youtube.com/watch?v=alVK2C3haRY

31 http://mohamed-khalifa.com

32 Eine Studie zur gemeinsamen Resorption von Magnesium und
Calcium finden Sie im allgemeinen Forum von www.orthomo
lekularia.info (http://forum.orthomolekularia.info/phpBB3/
viewtopic.php?f=1&t=178)

33 Früher habe ich statt ODS 1A noch ODS 1K verwendet. Dieses
enthielt noch kein Vitamin AE + Lycopin. ODS steht dabei für
»orthomolekulare Darmpflege mit Symbionten«.

34 Mikrobiom = Gesamtheit aller in und auf unserem Körper
lebenden Mikroorganismen wie Bakterien, Pilze usw.

35 Online folgen Sie bitte dem Link zur Studie unter http://forum.
orthomolekularia.info/phpBB3/viewtopic.php?f=1&t=427

36 http://www.youtube.com/watch?v=mpQDZDJhwLE

37 Mehr dazu unter http://www.naturheilkunde-volkmann.de/
fileadmin/documents/Praxis/ODS_Comed_03-03.pdf und
http://www.orthomolekularia.info/fileadmin/download/
Goettinger-Studie-Wissenschaftliche-Grundlagen.pdf.

38 Das Wohlfühlpaket entspricht dem Reha 1 Paket ohne den Vitamin B-Komplex plus.

39 ODS 1 ist eine Kombination aus Schwarzkümmelöl, 3-Sym-
Biose und Magnesium-Calcium.

40 http://www.youtube.com/watch?v=DG2xChzuWk8

41 Diese Folie verdanke ich PD Dr. Netuschil, Jena und Marburg.

42 Dr. med. dent. Heinz-Peter Olbertz, Troidorf, Vortragszitat
    2013

43 http://www.orthomolekularia.info/fileadmin/user_upload/
    infopdfs/ammp8_Parodontitis-Studie_2011_02.pdf

44 Vor dem Essen bedeutet: mit Beginn der Mahlzeit, d. h. mit
    dem ersten Bissen. Nach dem Essen bedeutet: am Schluss der
    Mahlzeit. Sollten Sie einmal keine richtige Mahlzeit
    einnehmen, reicht meist eine Kleinigkeit wie eine Banane
    oder ein Apfel.

45 Spurenelemente und Vitamin B-Komplex plus werden im täg-
    lichen Wechsel eingenommen und können in niedriger Dosie-
    rung von 1–2 Kapseln pro Tag über die drei Monate zusätzlich
    begleitend eingenommen werden.

46 Spurenelemente und Vitamin B-Komplex plus werden im täg-
    lichen Wechsel eingenommen und können in niedriger Dosie-
    rung von 1–2 Kapseln pro Tag über die drei Monate zusätzlich
    begleitend eingenommen werden.

47 Lachsöl und Schwarzkümmelöl werden im täglichen Wechsel
    eingenommen.

48 Lachsöl und Schwarzkümmelöl werden im täglichen Wechsel
    eingenommen.

49 Lachsöl und Schwarzkümmelöl werden im täglichen Wechsel
    eingenommen.

50 Lachsöl und Schwarzkümmelöl werden im täglichen Wechsel
    eingenommen.

51 Die angegebenen Präparate der hypo-A GmbH stehen
    über Apotheken oder online frisch vom Hersteller zur Ver-
    fügung.

52 https://www.ncbi.nlm.nih.gov/pubmed/?term=infection+
    minerals
    Sammlung englischer Studien: http://www.orthomolecular.org/
    resources/omns/index.shtml

53 https://www.ncbi.nlm.nih.gov/pubmed/?term=infection+mi-
    nerals

54 http://www.orthomolecular.org/resources/omns/index.shtml

55 https://www.amazon.de/Die-Ern%C3%A4hrungsl%C3%BCge-
    Lebensmittelindustrie-Verstand-bringt/dp/3426783932/ref=
    sr_1_1?s=books&ie=UTF8&qid=1500491431&sr=
    1-1&keywords=Die+Ern%C3%A4hrungsl%C3%BCge

56 https://www.amazon.de/Nutritional-Medicine-Alan-R-Gaby/
    dp/0982885008/ref=sr_1_1?ie=UTF8&qid=1500491603&sr=
    8-1&keywords=nutritional+medicine+gaby

57 http://erfahrbarer-atem.de/